U0033112

女性更年期

營養與保健

由台北榮總營養部團隊，透過生活作息及飲食調整，
讓您了解女性更年期治療和預防之道！

台北榮總營養部主任	章樂綺	博士◎總審閱
台北榮總營養部組長	楊雀戀	
台北榮總營養師	舒宜芳	◎合著
台北榮總營養師	王曉玫	

目次

更年期婦女的飲食

　　更年期的到來，令已有年歲的女性，面臨人生中最大的困擾。由於卵巢功能逐漸退化，荷爾蒙分泌的能力降低，體力活動及肌肉量等都降低，因而引起身性諸多改變與不適。除了更年期症候群，肥胖、失眠、骨質疏鬆症、心血管疾病、癌症等危機也接踵而至。

　　婦女面臨老化與更年期所發生的健康危機是無法避免，但在營養保健方面是可以掌握的。均衡營養的飲食有助於健康的維護，但更年期婦女怎麼吃才能獲得所需的營養素？

　　面對各種生理及疾病狀況，本書提供一些原則性的建議，並配合食譜以增加日常飲食的應用性，如仍需進一步的資訊，可到各大醫院找營養師諮詢。

台北榮總營養部主任

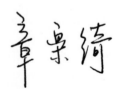

關心自己健康的女人最美麗

一提到「更年期」，許多女人常會聞之色變！

更年期由於女性荷爾蒙逐漸停止製造，容易引起婦女種種身心不適，因此一直被視為一道不易跨越的關卡，也是許多邁入中年女性難以啟齒的隱憂。

更年期其實就和青春期一樣，是生命周期必經的過程，只是依個人體質與營養狀況的不同，症狀表現時間及程度也不盡相同。但可以確定的是，營養均衡、常運動，並懂得調適心情，更年期症狀會較為輕微。

女性荷爾蒙減少及其他內分泌的失調，除了會導致身心的變化外，罹患骨質疏鬆症、心血管疾病、癌症的風險也大幅提高，因此要多加留意。

「營養與保健」是面對更年期挑戰的重要關鍵之一，可藉由飲食與生活習慣調整——正確飲食攝取均衡的營養、情緒管理培養良好的休養、適量運動維持適當保養，以此養身、修身及保身，則安然度過一個健康、愉快的更年期，邁入人生另一個嶄新的里程。

台北榮總營養部組長

楊雀惠

不是病的病

更年期不是病！而是荷爾蒙逐漸消退的正常生理過程，但更年期的一些症狀，如：心悸、熱潮紅、多汗、失眠、倦怠、痠痛等，卻深深困擾許多女性。

更年期後，身體狀況明顯的走下坡，慢性疾病悄悄地上身，尤其記憶力減退實在讓人無法忍受，更糟的是身材逐漸變形走樣，想要運動，卻又全身痠痛。凡此種種，莫不讓人覺得無法掌握，自信心下降而情緒低落。

最簡單的方法，就是藉由飲食的調整，均衡攝取恰當的食物分量及健康的飲食內容，養成規律的運動習慣；與好友分享心情，互相鼓勵。若是症狀實在困擾，也可尋求醫療上的輔助改善，使得身、心、靈都能得到調適。

感謝章樂綺主任及楊雀戀組長給予出書的機會，並感謝大姐宜萍在文章潤飾方面的建議，更感謝家人及父母親的支持。希望本書能真正幫助正處於此困擾階段的女性，也提醒大家要為更年期之後可能面臨的相關疾病，提早做預防，讓中老年的生活仍然愉悅健康！

台北榮總營養部營養師

舒宜芳

秋天裡的春光

　　更年期發生的時間平均為 50 歲左右，卵巢功能逐漸衰退，由於卵巢分泌的女性荷爾蒙減少，可能會引起許多身體不適症狀，如熱潮紅、心悸、情緒不穩定、皮膚萎縮等，又稱「更年期障礙」或「停經症候群」。生理的變化有如春、夏、秋、冬各自美麗的季節，擅自闖入不合時宜的天象。

　　與「更年期」相處之道不外乎配合適當用藥、均衡飲食、適合自己的運動，但心理調適遠勝各式方法，不必恐懼更年期，而使這段奇妙的旅程安然度過。更年期也是豐收的季節，除了增添臉上睿智的皺紋外，或者子女成長已不需煩心、事業有成不必衝鋒陷陣，生活壓力減輕，人生最美的花朵毫無保留的綻放，帶著春天的心情，期盼秋天的幸福到來。

　　　　台北榮總營養部營養師

　　　　　王曉玫

認識更年期

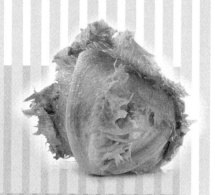

每個人都會面臨更年期，一般來說，男性更年期的時間約比女性晚10年。由於男性沒有月經的周期變化，而且因爲荷爾蒙發生變化而產生的更年期症狀，也不像女性那麼多樣化，因此，一般人提到的更年期，大多指的是女性的更年期。

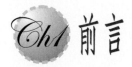

Ch1 前言

　　荷爾蒙和女性的一生息息相關。女性進入青春期後，受到荷爾蒙的刺激，讓小女生變為成熟美麗的女人，俗話說「女大十八變」就是這個原因；35 歲以後，大部分女性的卵巢雖然仍能製造足夠的雌激素，但卵巢中濾泡的數目開始明顯減少，也就是卵巢的功能正慢慢地退化；40 歲以後，卵巢所分泌的女性荷爾蒙快速減少，身體各組織功能開始進入因應女性荷爾蒙減少所需要的調整階段，因此更年期並不是疾病，而是人生歷程中因荷爾蒙變化而必經的身心轉換階段。

　　然而「人生七十古來稀」這句老話，以今日的眼光來看，已經大不相同。現代婦女平均壽命高達八十多歲，而目前平均停經年齡，大約發生在 50 歲左右，因此不僅會經歷更年期的種種變化，且約有 30 年的歲月是在更年期後度過。因此如何針對更年期症候群所帶來的種種生理和心理不適，以及更年期之後的健康危害，採取積極有效的治療和預防保健之道，讓自己在這個長壽的年代，可以活得健康、活得長久，是現代婦女重視、關心的切身問題。

Ch2 什麼是更年期症候群？

更年期是指婦女的卵巢功能隨年齡的增加而逐漸退化，從有生育能力衰退到不具功能、不能生育的過度時期，大約有 2～5 年的時間。

這段期間，由於卵巢機能的快速衰退、女性荷爾蒙分泌量顯著減少，因此體內會產生種種的生理變化。原本穩定的月經開始出現異常：月經周期變長、變短，經血量變多或變少，經期持續的日數也會有變化，或有不正常的出血。除了月經異常，尚有不同程度的全身性症狀，如頭暈、心悸、熱潮紅、多汗、失眠多夢、倦怠乏力等症狀。

對於女性的生理變化，早在古老的中醫經典著作《內經》中有詳細的記載：「女子七七、任脈虛、太沖脈衰少、天癸竭、地道不通，故形壞而無子也。」也就是女子到了 49 歲時，由於腎精衰微，會有月經稀少，終至月經不再來的現象，並且生殖能力降低而至消失。

更年期發生時間的早晚因人而異，一般平均停經年齡在 48 到 50 歲之間，以這個時期為中心的前後數年，也就是說 44 到 55 歲之間，都屬於更年期的時期。抽菸可能會使更年期提早 1 年半到來，營養不良、遺傳、太瘦弱、居住在高緯度等，也可能使更年期提早。曾接受子

宮切除手術的女性，若當時連同將兩側卵巢全部摘除者，在術後會很快造成停經，出現更年期症狀；若兩邊卵巢沒有一併切除，或者仍保留一邊卵巢者，還是可能在 40 到 50 歲間出現更年期症狀。

更年期時因為女性荷爾蒙（雌激素和黃體素）的缺少，會導致心理及生理上的變化，輕微的不適如：肩膀痠疼、頭痛、腰痛、心悸、手腳冰冷、盜汗等症狀，幾乎是每位年長女性都有過的體驗。由於傳統女性角色的束縛、矜持及忍耐，所以大部分女性會默默忍受及適應這一段「黑暗」過度時期。然而有少數婦女因為本身體質不同，以及現代生活環境、工作壓力等影響，因而出現一系列症候。若更年期症狀嚴重到需要治療，則稱之為「更年期障礙」。

Ch3 更年期常見的症狀及疾病

心悸、盜汗、潮紅，是一般人印象中更年期會出現的症狀，除此之外，還有許多值得注意的症狀，在醫學上稱為「更年期症候群」。更年期症候群除了月經不規則，如月經周期變長、變短，月經前後不定或有不正常的出血，尚有不同程度的全身性症狀，如熱潮紅、發熱、盜汗、暈眩或頭暈、心悸、手腳冰冷、肩膀痠疼、腰痛、急躁、膽怯、失眠多夢、倦怠乏力、沮喪無助等症狀。這些生理及心理上的不適，並不是一定都會出現，而且每種症狀的輕重程度，以及發作頻率也都不相似，會因個人體質與營養的差異而有所不同。常見的症狀可簡單分為以下幾類：

精神官能症狀

腦部的各個結構，普遍有女性荷爾蒙的受體，女性荷爾蒙會使腦部神經元訊息的傳送更加簡捷、方便。當更年期來臨時，因女性荷爾蒙在體內大量下降，導致大腦皮質功能失調，神經元之間訊息的傳遞發生障礙，日常的人格及情緒會有些許轉變，出現心情上起伏大、不穩定、焦慮、多疑、暴躁、憂鬱、易怒、沮喪、記憶和注

意力減退等表現。這些變化可能被誤認為「中年危機」或「空巢症」，甚至被誤認是「精神不正常」。

月經紊亂症狀

步入更年期，首先會出現的生理症狀是：原本穩定的月經周期開始發生紊亂的情形，出現不規則的周期，月經量也會異常，變很多或很少，最後完全停止。如果1年內月經都沒有再來則為停經。

中樞神經系統症狀

例如：熱潮紅、盜汗、疲倦、頭痛、頭暈。女性荷爾蒙分泌減少，會影響大腦對體溫的控制，容易產生熱潮紅、盜汗，這種現象若出現在夜間，會影響睡眠品質，導致失眠、疲倦，有時也會伴隨頭痛。

🦋熱潮紅

這是更年期婦女最常見、最明顯的症狀，大約有四分之三的婦女會有此經歷。通常是突然感覺身體有一股燥熱往胸部、頸部，以及臉部上延，而且這三處的皮膚會發紅，並伴隨著出汗的情形，這類情形尤其在晚上最常發生。

🦋盜汗

熱潮紅出現之後，幾秒鐘就消退，隨後會有出汗及心跳加速的情況，常會因此造成失眠及疲倦，影響生活品質。

🦋頭暈、頭痛

可能會發生在清晨剛睡醒時，一站立就覺得暈眩，或是頭痛，甚至感到噁心和食欲不振。

骨質疏鬆症

骨質疏鬆症是更年期婦女最大的健康障礙，骨細胞需要荷爾蒙的滋養才能維持正常的代謝。當荷爾蒙不足，調節骨質重吸收的因子失控，造骨細胞（osteoblast）減量、毀骨細胞（osteoclast）增長，骨細胞代謝發生不平衡，骨質流失速度加劇；而骨質的流失，會使得骨骼稀鬆脆弱，造成骨關節支撐不足，加上腰臀骨頭旁肌肉力量減弱，容易產生腰痠背痛的現象。骨本消耗殆盡的結果，開始時是骨質疏鬆症，最後甚至會造成骨折。根據統計，女性發生骨折的部位，在50歲以橈骨骨折最多，60歲脊椎壓迫性骨折最多，70歲則以股骨骨折最常見，同時有20％的股骨骨折病患因而死亡。

治療或預防停經後婦女骨質疏鬆症的方法，主要是補充女性荷爾蒙、鈣質，以及運動。

心血管疾病

女性荷爾蒙可以增加血液中的高密度脂蛋白，並且減少低密度脂蛋白，對心臟血管系統有保護作用。更年期之後，因女性荷爾蒙分泌減少，會造成低密度脂蛋白濃度上升、脂肪堆積在血管壁而發生動脈硬化、罹患心臟血管疾病，以及腦中風的危險性增加。依據統計，女性在停經前很少會發生心臟血管疾病，於 55 歲以前，男性發生心臟血管疾病的比例是女性的 5 至 8 倍；但是停經後，女性發生心臟血管疾病的比例則和男性差不多。

泌尿生殖系統

女性荷爾蒙濃度的降低，使得控制膀胱平滑肌和括約肌的自主神經系統調節能力受損，同時陰道和尿道的上皮組織變薄及萎縮，抵抗力減弱，較容易引起感染。當陰道表皮變薄、萎縮，則易引起陰道乾澀、退化性陰道炎，造成陰道發癢、刺痛、性交疼痛等不適；尿道表皮萎縮則可能引起無菌性尿道炎，以及上廁所次數增多、頻尿的情形，若同時造成膀胱附近的組織變弱，將可能導致尿失禁現象，或是大笑、咳嗽、打噴嚏時會產生漏尿的困擾。

皮膚老化問題

　　女性荷爾蒙缺乏，會造成膠原纖維和彈性纖維減少，皮下組織變薄，導致皮膚老化、乾燥敏感、缺乏彈性、失去光澤，並且皺紋增加，其中又以臉部的皮膚最為明顯。頭髮會漸漸變白、外貌改變及老化特徵慢慢的浮現，這也是婦女朋友最擔心的「青春美麗」不再。若暴露在日曬的環境，將更加速皮膚的老化。

各器官老化症狀

器　官	症　　　　　狀
眼睛	黃斑部視網膜退化、眼睛乾澀
牙齒	牙齒脫落
乳房	萎縮、下垂
皮膚	皮膚乾燥老化、皺紋增加
泌尿系統	尿道萎縮、尿失禁、尿道感染增加、頻尿
神經系統	記憶力減退、注意力無法集中、老人失智（阿茲海默症）
精神症狀	暈眩、虛弱、心悸、盜汗、失眠、易怒、抑鬱、疲倦、焦慮
心血管系統	高膽固醇血症、冠狀動脈心臟疾病、心肌梗塞、中風、心絞痛、缺血性心臟病、熱潮紅
生殖系統	陰道萎縮乾澀、陰道感染增加（搔癢）、性交疼痛、月經周期不規律、生育能力降低
骨骼	骨質疏鬆症、骨質流失、骨折危險性增加

Ch4 更年期障礙的診斷與處置

　　要正確診斷更年期障礙，除了症狀外，需求助婦科醫師，作詳細的荷爾蒙檢查，是否女性荷爾蒙下降、腦下垂體激素上升，可得知是不是已經進入更年期。因為當卵巢逐漸萎縮時，卵巢分泌的雌性激素（E2）減少，腦下垂體分泌的促卵泡成長激素（FSH）則漸漸上升，因此可以抽血測量 FSH 升高、E2 下降，來診斷更年期的指標。

　　要如何改善更年期的症狀，並且預防所帶來的健康危害，除了要認識更年期及荷爾蒙補充療法，還要注意飲食、改善生活作息、減少壓力，以及運動保健，每一項都同等重要，缺一不可。

認識更年期

　　已進入或將至更年期的人，應及時了解有關其生理、心理知識。認識更年期的到來是生命的自然規律，能保持樂觀的情緒和愉快的心境。面對更年期的身心變化，出現了生理或心理方面的症狀，都應主動求醫，積極配合治療，可減少生理、心理症狀相互影響。

荷爾蒙補充療法

更年期症候群是因缺乏女性荷爾蒙，所以若能適當地補充回來，可以降低更年期所造成的影響。荷爾蒙補充療法，對於更年期症狀，如：熱潮紅、心悸、盜汗等的改善具有療效，除此之外，行荷爾蒙補充療法時，體內低密度脂蛋白膽固醇會降低。臨床研究顯示，使用荷爾蒙補療法的婦女，較未使用者減少了 50 ％發生心臟病的危險。荷爾蒙補充療法，可以降低中風、心血管疾病的發生率，並且減少骨質的流失、預防骨質疏鬆症。對於有心血管疾病及骨質疏鬆症婦女，接受荷爾蒙治療，仍然是利大於弊的保健方法。

荷爾蒙補充療法的施行，針對擁有子宮或已經切除子宮的婦女，有其不盡相同之處。對於有子宮的病人，除了雌激素荷爾蒙，醫師還會再補充另一種稱為黃體素的荷爾蒙。黃體素可預防子宮內膜過度增生，並減少罹患子宮內膜癌的危險。如果病人已經切除子宮，則補充雌激素即可。

荷爾蒙補充療法是否會導致乳癌的疑慮，是更年期及停經婦女所擔心的事。在過去 20 年左右，有許多醫學研究針對荷爾蒙補充療法與乳癌之間的關係加以探討，但至今尚未得到一致的答案。不過大部分的醫學研究顯示，因施行荷爾蒙補充療法而發生乳癌的危險性極小。

不過，專家亦提醒所有的停經婦女，不論是否使用荷爾蒙補充療法，皆需定期檢查乳房，以期早日發現及治療。至於荷爾蒙補充療法使用時間的長短，一般而言，如果沒有覺得不適，建議不超過 5 年。

　　使用荷爾蒙補充療法時，因為雌激素及黃體素對乳房的刺激，可能引起乳房腫脹、疼痛的不適感，甚至連穿衣服都感覺不舒服，特別是在剛開始使用荷爾蒙的停經婦女比較常見。這種現象，約 1、2 個星期之後，就能習慣了。如果仍然無法適應，可以考慮減少藥量或換藥。

　　此外，關於使用荷爾蒙補充療法會導致體重增加的問題，可能的原因包含：服用黃體素造成體內水分滯留，因而導致體重增加；更年期症狀消失，心情改善的結果；雌激素能夠促進胃的排空及腸子的蠕動，消化好、吸收好等。建議實施飲食及運動計畫，都能有效防止體重增加。降低鹽分攝取，則可減少水分滯留。適度的運動，除了可幫助燃燒體內脂肪，亦會使骨骼強壯、避免骨質疏鬆症的發生。

Ch5 更年期的營養與保健之道

　　營養是養生中相當重要的一環，維持良好、均衡的飲食習慣是最基本的要素。如何讓女性朋友安然度過更年期呢？除了必須做到不以「吃」來滿足情緒上的不穩定，以免導致肥胖之外，也要針對生理上的需求，補充適當的營養素。對於更年期各種不適症狀的飲食調理方法，以及營養保健原則如下：

飲食調理方法

🦋 熱潮紅、心悸、失眠

　　多選擇黃豆、苜蓿芽、牛蒡、櫻桃、蘋果、大蒜等富含植物雌激素的食物；減少紅肉攝取量；避免飲用咖啡。

🦋 陰道乾澀、發炎感染

　　優格或優酪乳可減少及改善發炎感染。

🦋 頻尿、尿失禁、尿道感染

　　避免飲用大量的水分，尤其是睡前；少吃利尿的食物，例如西瓜、酒精、含咖啡因（咖啡、茶、可樂）的飲料；蔓越莓可以預防尿道感染。

營養保健

🌿 均衡飲食

⚜ 蔬菜

每日至少 3 份（半碗或 100 公克為 1 份），其中有 1 份為深綠色蔬菜。

⚜ 水果

每日至少 2 份，食用各種顏色的蔬果。蔬果的顏色可分為紅、橙、黃、綠、藍、紫、白等 7 色，各種顏色的蔬果裡所含的維生素、礦物質、纖維，以及植物性化學成分都不大一樣，所以蔬果的選食建議採用「彩虹攝食原則」。

⚜ 五穀根莖類

每日 2.5 ～ 3 碗，可依活動量及體重調整。建議至少一半以上選自全穀類及雜糧，不僅營養價值較高，且可預防慢性文明病的發生。

⚜ 豆、魚、肉、蛋類

每日 4 ～ 5 份，肉類要去油、去皮，並可以白肉（雞肉或魚肉）、黃豆製品代替紅肉。魚類可選擇深海魚類，如秋刀魚、鮭魚、土魠魚、鯖魚等，因為富含魚

油，有利於心血管疾病的預防。黃豆類食物含抗氧化劑及似女性荷爾蒙的植物固醇類，可減輕停經不適的症狀。蛋黃含高量膽固醇及飽和脂肪，以每周 3 個為限。

✤奶類

每日 1～2 杯。奶類富含鈣質食物，可補充停經期鈣質的流失，建議選擇低脂或脫脂奶製品，可減少飽和脂肪的攝取。

植物性食物的色彩分類及其營養價值

色彩	蔬果種類	營養成分	健康價值
紅色	草莓、蔓越莓、櫻桃、紅葡萄、紅甜椒、蘋果類	類胡蘿蔔素、茄紅素、花青素、紫甜菜素、檞黃素、維生素 C、酚酸、鞣花酸、葉酸、維生素 A、類黃酮素、苯甲酸、萜類、兒茶素（EGCG）	・降低乳癌、肺癌、攝護腺癌、胰臟癌、食道癌、口腔癌、子宮頸癌等發生率 ・促進心臟健康 ・抗發炎作用 ・提升記憶力 ・改善視力 ・促進尿道系統健康
黃色及橙色	胡蘿蔔、橘子、柳橙、木瓜、哈密瓜、南瓜、番薯、杏仁、葡萄柚、玉米、檸檬、芒果、香蕉	茄紅素、玉米黃質、薑黃素、花青素、檸檬素、萜烯類、皂角苷、木質素、異黃酮、維生素 C、類黃酮素、葉黃素、葉酸、類胡蘿蔔素	・抗氧化 ・降低肺癌、胃癌、口腔癌、食道癌、皮膚癌及乳癌發生率 ・提高免疫力 ・降低膽固醇 ・減低中風、心血管疾病風險

(續)

色彩	蔬果種類	營養成分	健康價值
黃色及橙色			・保護眼睛，避免紫外線傷害 ・預防心血管疾病
綠色	花椰菜、綠葉菜（青江菜、地瓜葉、菠菜等）、蘆筍、酪梨，以及綠茶等	類胡蘿蔔素、吲哚類（indoles）、蘿蔔硫素、異硫氫酸鹽（isothiocy）、含硫有機化合物（麩氨基硫、硫辛酸）、薑黃素、葉黃素、兒茶素、玉米黃質、類黃酮、葉酸、維生素 C、萜烯類、多酚類	・降低乳癌、子宮頸癌及各種癌症發生率 ・降低膽固醇、減低中風及心血管疾病 ・維護視力健康（減低黃斑退化及白內障） ・強健骨骼及牙齒 ・保護肝臟
藍色及紫色	藍莓、葡萄、黑莓、茄子、梅子及梅乾	類胡蘿蔔素、花青素、維生素 A、維生素 C、綠原酸、葉酸、兒茶素、類黃酮、酸素	・降低癌症發生率 ・降低膽固醇、減低心血管疾病風險 ・維護尿道系統健康 ・幫助強化記憶力及腦部功能、抗老化
白色	洋蔥、大蒜、韭菜、大豆、靈芝、菇類	含硫有機化合物、蒜素、薑黃素、維生素 C、檸檬素、萜烯類、皂角苷、木質素、類黃酮、花青素、槲黃素、多醣體	・降低癌症發生率 ・維持膽固醇濃度正常、促進心臟健康 ・增強免疫力

❦ 少油、少鹽、少糖、高鈣的飲食

為預防更年期常見的心血管疾病，宜採取低脂（尤其是飽和脂肪）、低鹽的飲食，可以降低發生心臟病的危險性。高鹽食品，例如調味料（鹽、味精、醬油等）、雞精、一些加工罐頭食品、醃、燻、滷、速食品等。高油食品即肉類的肥肉及皮的部分，油炸、油煎、油酥食物，烹調宜選用單元不飽和脂肪酸高的油脂，如橄欖油、苦茶油、茶籽油、花生油等，但要限量。少用飽和脂肪酸高者，如豬油、牛油、肥肉、奶油等。少吃高膽固醇含量食物，如內臟、蟹黃、蝦卵、魚卵等。

高糖食品包括甜食、飲料、糕餅及精緻澱粉類。減少高鹽、高糖、高油、高膽固醇食物的攝取，不僅可讓更年期的婦女身材保持健美，亦可減少罹患慢性疾病的風險性。

鈣質對於更年期婦女而言，也是相當重要。如何不缺鈣呢？除了要多吃富含鈣質的食物，如奶類、魚類（連骨進食）、深綠色蔬菜、豆類及其製品，以獲得足夠的鈣；限制飲酒和碳酸飲料，可協助防止鈣吸收過少；飲食也要避免過鹹、過甜，以減少尿鈣流失，雙管齊下以預防或減少骨質的繼續流失。

❦ 充足水分，適度纖維質

更年期易產生熱潮紅的現象，需要更多的水分利於身

體的代謝。人體所需的水分約有一半是來自食物，不足的部分最好以白開水補充，一般每天約需 6～8 杯的水分。富含纖維質的食物，如未經加工的豆類、蔬菜、水果及全穀類等，對排便、心血管疾病和糖尿病等慢性文明病、結腸癌及乳癌有預防的效果。

維持理想體重

更年期之後，身體的基礎代謝率會日漸下降，若再加上日常活動量減少，從工作上退休下來等因素，往往會讓一個飲食量維持相同的婦女，其體重卻直線上升，故更年期後的飲食習慣，要有所改變及控制，以免造成肥胖而影響健康。另外，足夠的鈣質對於骨骼健康的維持尤其重要，維生素及礦物質也舉足輕重，所以在均衡的營養原則下，要多選擇營養密度高、富含鈣質的食物，如低脂或脫脂牛奶與乳製品，以及蔬菜、水果。

體重過重或肥胖易導致高血脂、心血管疾病、痛風等慢性病；體重過輕則易造成骨質疏鬆症、免疫力差等，建議體重維持在接近理想範圍。理想體重可由身高（公尺）平方乘以 22 所得的值來計算，若在理想體重的加減 10％屬正常範圍。

維持理想體重最有效的方法，是控制飲食及規律的運動。降低攝取脂肪的技巧，包括以米飯五穀類為主食、糕點要節制、以脫脂或低脂奶取代全脂奶、可見的脂肪

不要吃、額外油脂不要加、多吃蔬菜、以新鮮水果取代果汁、先吃菜再吃肉、喝湯前先撈掉浮油，最後是吃湯麵時不要把湯喝完。

其他

停經後的婦女，因月經所流失的鐵減少，所以不再需要高鐵的補充，而且鐵質攝取過量會干擾鈣質的吸收，又會加速身體的氧化。

保持規律的運動

運動的好處

適度的運動，可以強化心肺耐力、提升抵抗疲勞能力，讓日常生活更有精神。規律、持續性的運動，有助於預防高血壓、糖尿病、心血管疾病、骨質流失及肥胖。

運動可促進血液循環，將營養帶到各組織，並迅速移除新陳代謝的廢物，提升抵抗疲勞能力。運動尚有強化免疫功能，刺激骨骼組織、誘導新骨質的形成，以及改善睡眠品質的作用。

規律且持續性的運動可以促進內分泌正常化，對於體內生理作用有調節功能，例如促進血糖利用、健全消化機能、維持神經功能正常、自律神經規律等。運動可促進新陳代謝、防止發胖、保持健美的身材，而且還可改

變中樞神經系統，產生正向性神經傳導物質，使人身心愉快，能對抗焦慮、憂鬱、煩躁等不良情緒，有利於保持生理和心理的健康。

對更年期保健有幫助的運動

可促進肌肉耐力、適度負重、低衝擊性、充分伸展關節、增加平衡感的運動都適合，例如慢跑、爬山、健走、健康操等。若有腰、背或下肢關節疼痛者，建議選擇騎健身腳踏車、太極拳、游泳（不會游泳可採水中步行）等較低負擔的運動。

運動時間及次數

理想的運動是每日能從事 30 至 60 分鐘，每周至少 3 次。如果體力無法持續運動，可採用「少量多次」的方式，將運動在一天中分成多個時段，之後再逐漸調整，延長一次運動持續的時間。

運動原則

運動對於健康有很多的好處，但要達到保健養生的目的，原則就是「循序漸進、持之以恆」。要建立規律、持續性運動的習慣，運動方式的選擇便相當重要，一般以緩和運動，如體操、散步、游泳為主，不要過度劇烈，以免造成傷害。

改善生活作息、減少壓力

　　進入更年期後的婦女，心理相對較為脆弱，受刺激後易有較大的心理障礙。有資料顯示，在更年期出現精神異常的病人，有三分之二的人在發病前遭受到不同程度的精神刺激。因此，保持適度的休息和愉快的心情，多多抒解生活的緊張和壓力，是更年期心理保健的一項重要措施。

　　建議正值更年期的婦女，可多參加社團活動，培養自信心，常保持樂觀情緒，對生活充滿信心和追求，這會使中樞神經系統常常處於興奮狀態，可刺激性激素的分泌，從而減輕更年期症候群所帶來的心理及生理方面的不適。

避免不良的嗜好

　　酗酒、抽菸對於健康的危害，已眾所皆知，故在全力保健之際，應避免不良的嗜好，以遠離危害。

更年期與
心臟血管疾病

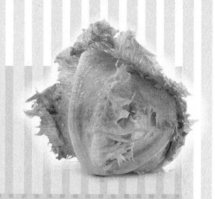

雖然更年期障礙的症狀，大部分忍耐幾年就可能適應，但缺乏女性荷爾蒙的保護，會造成健康上的衝擊。所以女性進入更年期後，首先要面對的是成人病的急速增加：血中膽固醇及中性脂肪濃度會漸漸增加，動脈硬化及心臟血管疾病發生的頻率，也隨著年齡的增長而大幅竄升。

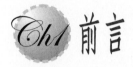

Ch1 前言

　　研究顯示婦女心臟血管疾病的發生率，在 50 歲以前只有男性的一半，但是 50 歲以後即呈現逐漸增加的趨勢；60 歲後，其發生率即與男性不相上下，甚至超越同齡男性。另有研究顯示同齡女性，停經前與停經後的心臟血管疾病發生率，前者低於後者。這些研究顯示，育齡婦女因體內有雌激素的分泌，降低了心臟血管疾病的發生率；更年期後卵巢功能急速衰退、女性荷爾蒙（雌激素）缺乏，不僅易引起更年期障礙、自律神經失調，且加速心臟血管疾病的發病機會或加重其嚴重度。

　　台灣地區平均每四位女性中，就有一位是死於心臟血管疾病，其重要性不言而喻。此外，大多數男性（70～80 ％）於病發前，會出現一些冠心病的典型病徵，如胸悶等，這促使他們正視心臟健康；但女性患者病徵較不明顯，約有 40 ％的女性患者出現非典型的心絞痛症狀，可能因難以辨識心臟疾病所發出的警訊而掉以輕心，所以一旦病發，病情可能已頗嚴重。特別是 55 歲以上的女性，若帶有一個或以上的冠心病危險因素，包括遺傳、肥胖、吸菸、「三高」（即高血壓、高血糖或糖尿病、高膽固醇），應每隔 1 至 2 年接受心臟檢查。

Ch2 雌激素與女性心臟血管疾病的關係

　　醫學研究已經證實，卵巢所分泌的雌激素與女性心臟血管疾病兩者之間，存在著密切的相關性，雌激素可以保護女性的心臟血管。然而，雌激素為什麼有如此神奇的功效呢？其主要原因是具有下列作用：

防止動脈硬化

　　婦女停經後因缺乏雌激素，導致血液中的膽固醇成分發生變化，壞的膽固醇（低密度血脂蛋白）比例升高，而好的膽固醇（高密度血脂蛋白）比例降低。血脂比例的改變，是引起更年期後動脈硬化的主要原因，若加上長期運動不足，又肥胖或有糖尿病，將加速血管的硬化，罹患冠狀動脈疾病、心肌梗塞及中風的機率大增。

促進心臟血流

　　在心臟超音波血流檢查的研究顯示，停經後的婦女隨著時間增加，其心臟收縮功能也隨之衰退。但在給予雌

激素補充後，心臟的血流增加，且收縮功能有顯著的改善，證實了有其保護心臟功能，對於減少心臟缺氧及心肌梗塞有許多的幫助。

減少血管阻力

雌激素可作用在血管內皮細胞內，使其產生血管鬆弛性荷爾蒙，因此可以降低末稍血管的阻力，達到穩定血壓的效果，間接地減少高血壓的發生。

降低凝血因子

停經後，凝血因子中的纖維蛋白原及第七因子增加，使得血液的黏稠度上升，容易形成血栓，若加上高血壓，則更容易形成腦中風。長期服用雌激素後，可降低此兩種凝固因子，使血流暢通，減少血栓的發生。

雌激素可保護心臟，也能預防動脈硬化，因此以往醫界會用「荷爾蒙替代療法」來減少發生心血管疾病的風險，但長期單獨使用雌激素，恐有造成子宮內膜增生、子宮內膜癌及乳癌的危險性。因此若使用雌激素，必須同時合併使用黃體素，以保持體內荷爾蒙於平衡狀態中，並且每年定期做乳房、子宮或肝臟功能篩檢，以減少長期補充荷爾蒙的副作用。

Ch3 影響血脂肪的飲食因素

膳食脂肪

食物中的脂肪包括脂肪酸及膽固醇，膽固醇只存在於動物性食品中，而食物中的脂肪依其飽和程度，可以分為飽和、單元不飽和，以及多元不飽和脂肪酸。其中多元不飽和脂肪酸又可細分ω-6及ω-3多元不飽和脂肪酸兩個系列。

❦ 飽和脂肪酸

飲食的飽和脂肪酸（saturated fatty acids, SFA），是影響血中低密度脂蛋白膽固醇濃度最主要的因素，而且有劑量反應關係。飲食中的飽和脂肪酸攝取每增加1％總熱量，血中低密度脂蛋白膽固醇就約增加2％；反之，飲食中飽和脂肪酸的熱量百分比如減少1％，血中低密度脂蛋白膽固醇可降低約2％。限制飽和脂肪攝取，血中低密度脂蛋白膽固醇可降低8～10％。除此之外，動物實驗也印證增加飽和脂肪酸會促使栓塞的形成。

飽和脂肪酸雖可使血膽固醇升高，但不同的飽和脂肪酸對血膽固醇影響不一。可使血膽固醇提高或導致動脈粥樣硬化的飽和脂肪酸是月桂酸（lauric, C12:0）、肉

豆蔻酸（myristic, C14:0）、棕櫚酸（palmitic, C16:0），其中又以肉豆蔻酸的影響最大，其次為棕櫚酸和月桂酸。18 碳的硬脂酸（stearicacid, C18:0），對血膽固醇的影響性較小。棕櫚酸主要來自動物性食品，肉豆蔻酸則大部分存在於奶油、椰子、棕櫚仁油中，月桂酸是唯一的中鏈脂肪酸，可在棕櫚仁油和椰子油中發現。

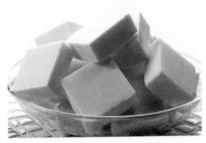

❦ 多元不飽和脂肪酸

飲食中的多元不飽和脂肪酸（polyunsaturated fatty acids, PUFA）主要有二個系列，一是ω-6 多元不飽和脂肪酸，如亞麻油酸、花生四烯酸（arachidonic acid；20:4n-6）；一是ω-3 多元不飽和脂肪酸（ω-3PUFA），例如次亞麻油酸（α-linolenic acid；18:3n-3）、20 碳五烯酸 EPA（20:5n-3）、22 碳六烯酸 DHA（22:6n-3）。

⚜ ω-6 多元不飽和脂肪酸

ω-6 多元不飽和脂肪酸（ω-6PUFA）具有減少低密度脂蛋白膽固醇的作用，每增加 1％總熱量的攝取量，可使總膽固醇降低 1.4mg/dl。以ω-6 脂肪酸亞麻油酸取代

飽和脂肪酸時，低密度脂蛋白膽固醇會下降，但同時也導致高密度脂蛋白膽固醇下降；加上大量攝取ω-6多元不飽和脂肪酸，例如亞麻油酸，會增加低密度脂蛋白膽固醇氧化及癌症罹患機率，故建議ω-6多元不飽和脂肪酸不超過總脂肪的 10 ％。

✤ω-3 多元不飽和脂肪酸

ω-3 多元不飽和脂肪酸（ω-3PUFA）多為次亞麻油酸（α-linolenic acid；C18:3）及 EPA（C20:5）、DHA（C22:6）。次亞麻油酸多存在於黃豆、芥花油、胡桃等植物性食物，而 EPA 及 DHA 則由魚油中攝取。愛斯基摩人、阿拉斯加的印地安人，由於日常生活中攝食大量的深海魚，所以心臟病發生率特別低。

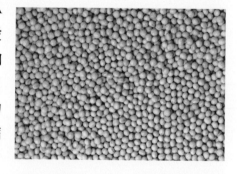

魚油具有降低血中三酸甘油酯的作用，但對總膽固醇值的影響性則較小。不論是血脂正常或過高者，ω-3 多元不飽和脂肪酸均具有降低三酸甘油酯的效果，推論其原因可能是魚油會抑制極低密度脂蛋白膽固醇（VLDL）合成，所以有降低三酸甘油酯的作用。除此之外，ω-3多元不飽和脂肪酸可促進血管擴張、降低血小板凝集，

以及減少血管壁自由基與脂質過氧化物的形成，降低血栓與冠狀動脈心臟病的危險，因此對心血管疾病有保護的作用。但需注意的是，高劑量的 EPA、DHA 會延長凝血時間。

單元不飽和脂肪酸

流行病學研究指出，地中海地區人民雖使用高脂飲食，但血中膽固醇含量及心血管疾病罹患率皆低，而其脂肪主要來源為富含單元不飽和脂肪酸（monounsaturated fatty acids, MUFA）的橄欖油。若與多元不飽和脂肪酸相較，單元不飽和脂肪酸可一樣有效的降低血中低密度脂蛋白膽固醇與三酸甘油酯，但不會改變血中高密度脂蛋白膽固醇含量。

反式脂肪酸

天然食物的反式脂肪酸（trans-fatty acids）含量較少，只有在動物脂肪，如：牛肉、奶油及牛乳中存有少量。一般植物性油脂（如黃豆油、玉米油、花生油）不含反式（trans）不飽和脂肪酸。然而將植物油脂予以部分氫化，成為固態或半固態的食用加工油脂時，則會產生反式不飽和脂肪酸（約占 10 ～ 12 ％）。

反式脂肪酸不僅會使低密度脂蛋白膽固醇升高，當攝取量增加時（達 6 ％總熱量），也會降低高密度脂蛋白

膽固醇,所以比飽和脂肪酸對人體的危害更大。另外,反式脂肪酸也會引起細胞激素的發炎反應,破壞血管內皮,增加發生中風或心肌梗塞的危險。

🦋 膽固醇

飲食中膽固醇攝取量增加,則血液中的總膽固醇和低密度脂蛋白膽固醇含量均增加,但上升的程度小於飽和脂肪酸的影響性;同樣的,減少飲食中的膽固醇可以降低血中的膽固醇,但是效果不如減少飲食中脂肪攝取量(尤其是飽和脂肪酸)。因此單單減少飲食中的膽固醇是不夠的,還要同時考慮飲食中脂肪酸種類、成分、含量等因素,需同時減少飽和脂肪酸的攝取,才易達到控制膽固醇的目標。因為膽固醇與飽和脂肪酸的攝取量,都會影響血中膽固醇的濃度,但是以脂肪的形式對血膽固醇的影響較大。

食物的升膽固醇指數(Cholesterol Saturated fat Index, CSI),是同時計算食物中飽和脂肪酸和膽固醇量的指數。CSI = 1.01×食物中飽和脂肪酸量(公克)+ 0.05×食物中膽固醇量(公克),這種指數更能顯示出食物與心血管疾病的關係。CSI 值越低,表示該食物引發動脈硬化的作用越小,對冠狀動脈心臟疾病的危害越少。食物的升膽固醇指數見下表:

食物的升膽固醇指數

CSI ＝（1.01×飽和脂肪的公克數）＋ 0.05×膽固醇的毫克數）

食　　　　　　　　物	CSI	熱量 （大卡）
魚類、家禽類、紅肉（煮熟的 100 公克）		
鮣魚、鱸魚、鰈魚、鱈魚、比目魚、貝類、鮪魚（水漬）	4	91
鮭魚	5	149
蝦、蟹、龍蝦	6	104
家禽（去皮）	6	171
牛、豬及羊肉		
10 ％脂肪（腰、脅部肉）	9	214
15 ％脂肪（後腿及前腿肉）	10	258
20 ％脂肪 （頸與肩胛骨之間的肉、瘦的里肌肉）	13	286
30 ％脂肪（牛、羊、豬肋排、里肌肉）	18	381
乳酪（100 公克）		
含 2 ％脂肪的乳酪、豆腐	1	98
含 5 ～ 10 ％脂肪的乳酪	6	139
含 11 ～ 20 ％脂肪的乳酪 （用脫脂奶加植物油製造）	6	317
含 25 ～ 30 ％脂肪的乳酪 （用半脫脂奶製造）	12	256
含 32 ～ 38 ％脂肪的乳酪（乾酪）	26	386
蛋類		
蛋白（3 個）	0	51
全蛋（2 個）	29	163

(續)

食　　　　　　物	CSI	熱量 (大卡)
油脂類（55 公克）		
花生醬	5	353
多數植物油	8	530
人造奶油	10	432
軟酥油	16	530
培根油	23	541
奶油	37	430
椰子油、棕櫚油、巧克力	47	530
冷凍點心（1 杯）		
冷凍酸酪乳，低脂（166 公克）	2	144
雪冰果（Sherbet，193 公克）	2	218
冷凍酸酪乳，加乳油製作（166 公克）	4	155
霜淇淋，2 ～ 8 ％脂肪（141 公克）	6	214
冰淇淋，10 ％脂肪（141 公克）	13	272
高脂冰淇淋，16 ％脂肪（141 公克）	18	349
特高脂冰淇淋，22 ％脂肪（214 公克）	34	684
奶類製品（1 杯，240c.c.）		
脫脂奶或脫脂酸酪乳（0 ～ 1 ％脂肪）	<1	88
低脂奶或低脂酸奶（1 ％脂肪）	2	115
低脂奶或低脂酸酪乳（2 ％脂肪）	4	144
全脂奶或全脂酸酪乳（3 ～ 5 ％脂肪）	7	159
酸乳油（sour cream）	37	468

🦋 總脂肪量

　　長久以來，一直認為減少飲食中的總脂肪量，對於降低血膽固醇有益。但是最近的一些研究顯示，要降低血膽固醇及低密度脂蛋白膽固醇，最有效的方法是減少飽和脂肪酸的攝取。如果只是減少總脂肪量，而飽和脂肪酸的攝取仍然維持不變，不僅降低膽固醇的效果不大，還可能導致具有清道夫功能的高密度膽固醇減少。

　　除此之外，減少脂肪（< 30 ％總熱量）、增加醣類（> 60 ％總熱量）的飲食，會造成肥胖或體重過重者脂肪代謝狀況的惡化，尤其是有代謝症候群及胰島素抗性者，更要避免過度減少脂肪而造成的高醣飲食方式。

其他飲食因子

🦋 醣類的量及性質

⚜ 醣類攝取量

　　有代謝症候群的患者，醣類攝取量不要超過總熱量的60 ％；有三酸甘油酯偏高或高密度脂蛋白膽固醇偏低者，醣類不超過總熱量 50 ％，且應加強攝取纖維質，則可以減少高密度脂蛋白膽固醇下降與三酸甘油酯上升幅度。

❧升糖指數

傳統上，冠心病防治的飲食療法強調的是，修正飲食中的脂肪總量及種類。然而近年來醣類或蛋白質的總量與種類，對心血管疾病的影響性也受到重視。有研究認為，長期食用高升糖指數飲食與糖尿病、肥胖及心血管疾病有相關性，因為高升糖指數飲食會造成血糖快速上升，因而刺激胰島素大量分泌；相反地，低升糖指數的飲食可增加高密度脂蛋白膽固醇、減少低密度脂蛋白膽固醇、提升胰島素的敏感性、增加飽足感，並可控制體重，進而減少糖尿病與心血管疾病的危險。

「升糖指數」（Glycemic index）是指食物攝取之後血糖上升的反應，以白麵包或葡萄糖作基準，指數為100，含等量醣類的豆類、蔬菜，其升糖指數則較低。

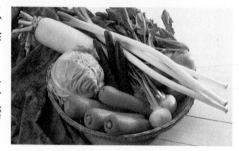

$$升糖指數 = \frac{食物在進食後兩小時內血糖增加的面積 \times 100}{進食含等醣量參考食物（麵包或葡萄糖）血糖增加的面積}$$

食物的升糖指數

（以麵包爲對照標準 100）

五穀類	根莖類	水果	奶製品
白麵包 100	薯條 107	西瓜 103	冰淇淋 87
全麥麵包 99	地瓜 87	木瓜 84	豆奶 63
糯米飯 132	烤馬鈴薯 85	奇異果 75	優酪乳 51
白飯 91	芋頭 79	香蕉 74	全脂奶 38
甜玉米 78	豌豆 68	葡萄 66	
通心粉 67	山藥 53	柳橙 60	甜味劑
米粉 61		桃子 60	葡萄糖 141
義大利麵 60	乾豆類	草莓 57	蔗糖 97
	綠豆 76	李子 55	蜂蜜 78
穀物早餐	黃帝豆 46	蘋果 52	果糖 27
玉米脆片 90	黃豆 25	梨子 47	
即時燕麥粥 94		葡萄柚 36	
燕麥粥 83		櫻桃 32	

資料來源：實用臨床營養雜誌（2002）

⚜ 纖維

　　纖維是無法被人體消化道消化、吸收的多醣類，可分爲水溶性與不可溶性。水溶性纖維：果膠（pectin）、豆膠（gum）、植物黏質（mucilage）、海藻膠（algal）和多醣類（polysaccharides），及部分半纖維素，存在豆

莢類、燕麥、水果和車前子，均可降低血膽固醇及低密度脂蛋白膽固醇。水溶性纖維可與膽酸結合而加速其排泄，因此能促進膽固醇轉變成膽酸，進而降低膽固醇的濃度。此外，纖維質也會減少腸道中膽固醇的吸收，並且改變血液中脂肪酸的濃度，增加胰島素敏感性。

蛋白質

　　動物性蛋白質食物來源，如肉、魚、蛋、牛奶等，除了富含豐富的蛋白質，也有飽和脂肪酸及膽固醇。如把飲食中動物性蛋白質以植物性的黃豆蛋白質來取代，可降低血中總膽固醇、低密度脂蛋白膽固醇及三酸甘油酯，而又不影響高密度脂蛋白膽固醇。

　　黃豆具有降低膽固醇功效，一方面是因為黃豆的飽和脂肪量低，也不含膽固醇，自然會減少飲食中的飽和脂肪與膽固醇的攝取；另一方面是黃豆中的異黃酮素也可能有降低膽固醇的作用。黃豆蛋白質在中式飲食種類很多，除了黃豆，還有以黃豆製成的豆腐、豆干、豆皮、豆漿等，在烹調上可多加應用。

飲酒

　　飲酒量與死亡率的關係呈 J 字型曲線，少量飲酒比不喝酒的死亡率低，可能的好處是因飲酒會增加高密度脂蛋白膽固醇。但過量飲酒對人體的危害更顯而易見，造

成血壓升高、車禍傷亡，影響心臟、肝臟等功能，增加呼吸道癌、消化道癌、膀胱癌、肝癌罹患機率等，而且死亡率高。

衡量飲酒的利弊得失，建議如下：如果沒有喝酒的習慣，不必以此作為開始喝酒的理由；喝酒的人酒量則要有所節制，男性每日不超過 2 個酒精當量、女性以每日 1 個酒精當量為限。所謂 1 個酒精當量是指 15 公克酒精量，約為 150 毫升葡萄酒、360 毫升啤酒、40 毫升白蘭地或威士忌、70 毫升米酒。

酒精當量對照表

1 個酒精當量	酒類
25 毫升	高梁酒
30 毫升	大麴酒、茅台酒
40 毫升	蘭姆酒、白蘭地、威士忌、琴酒、伏特加
70 毫升	米酒
90 毫升	陳年紹興酒、黃酒、花雕酒
140 毫升	紅露酒
140 毫升	紅葡萄酒
350 毫升	啤酒

1 毫升＝ 1c.c.

維生素、抗氧化劑

葉酸，維生素 B_6、B_{12}

除了脂肪、醣類在心血管疾病的控制中有關係，近年來引起廣泛注意的是同半胱胺酸（homocysteine），它是胺基酸-甲硫胺酸（methionine）代謝過程的中間產物。當維生素 B_6、B_{12}，葉酸缺乏時，同半胱胺酸無法代謝而在體內累積，成為心血管疾病的危險因子。因為同半胱胺酸會破壞血管內皮細胞、增加血小板的黏附性，並且降低某些凝血因子的產生，而對心血管造成危害。

一般在血中同半胱胺酸的正常值是 10 nmol/ml，31～100 nmol/ml 算中等高，大於 100 nmol/ml 為非常高。在國內，由營養調查顯示，成人的葉酸，維生素 B_6、B_{12}攝取量低於建議量，因此有心血管疾病家族史、吸收不良者、老年人等，可考慮每日添加 400 微克葉酸、2 毫克維生素 B_6 及 6 微克的維生素 B_{12}。

抗氧化劑

抗氧化劑本身並不影響血脂高低，但可以消除自由基、抑制低密度脂蛋白膽固醇氧化，以避免形成泡沫細胞堆積於血管壁而導致動脈硬化。流行病學研究顯示，血液中抗氧化物質少，胡蘿蔔素或飲食中維生素 C、E不足，與高血壓、中風、動脈硬化及心肌梗塞的增加有關聯性。但在臨床方面的研究，抗氧化劑對減少冠心病

的成效未能取得一致性證實，因而沖淡了對抗氧化劑的信心，故只建議多攝取富含維生素的食物。我國維生素C每日建議攝取量男女皆為 100 毫克、維生素 E 則為 12 毫克。

✤ 礦物質：鈉、鉀、鈣、鐵

飲食中鈉攝取量與血壓高有正相關，例如減少鹽的攝取量，可以降低血壓或是避免血壓上升，建議每日鈉攝取量＜ 2,400 毫克，相當於一天 6 公克的鹽，約 1 茶匙的分量（1 茶匙為 5 公克）。

「防止高血壓的飲食方法」（The Dietary Approaches to Stopping Hypertension, DASH）試驗中，指出攝取較多蔬果、全穀類、魚、低脂奶、堅果，與較少脂肪、紅肉、甜食的飲食，可提供充分的鉀、鈣、鎂，有助於血壓的控制。如再加上少吃鹽，降低血壓的成效更明顯。

鈣攝取增加，除了可以預防骨質疏鬆症，目前發現可能也有降低血脂的好處。高膽固醇血症的男性補充鈣，可使低密度脂蛋白膽固醇稍微下降、高密度脂蛋白膽固醇上升。

鐵質是一個重要的營養素，缺乏時，血紅素減少，容易疲憊。但如體內的鐵質過量，則可能提高罹患心血管疾病的風險，因為鐵質在體內氧化的過程中所產生的自由基，會增加血管內皮細胞的氧化壓力，使得血管硬

化，或許因而與中風和心肌梗塞有所關聯，但是還需要更進一步的研究。

✤咖啡

大部分的大型族群研究，皆未發現攝取咖啡與冠心病發生率及死亡率的關係，但是大量飲用咖啡（每日大於5杯），可能使血中游離脂肪酸增加、膽固醇升高，可能增加心肌梗塞的機會。

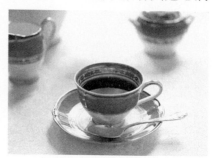

更年期後心血管疾病的預防

更年期後女性荷爾蒙的下降，會使心臟血管疾病的發生率隨之增加。血脂肪異常、高血壓、抽菸、糖尿病和纖維蛋白質過高等，也都是心血管疾病的危險因子。在台灣的一項血脂檢驗活動中，結果發現女性血脂異常比率，隨著年齡增加呈直線攀升，而血中膽固醇只要升高1個單位（mg/dl），例如從130增加到131，冠狀動脈心臟疾病的風險就增加2％，可見血脂異常會嚴重威脅健康。更值得注意的是，已有心血管疾病的受檢者，也只有15％將低密度脂蛋白膽固醇（壞膽固醇）控制在

建議的 100（mg/dl）以下，這顯示許多患者需要積極控制血脂。

　　流行病學資料及實驗室的研究結果顯示，高血壓、高膽固醇血症及吸菸是心血管疾病的三大危險因子，而前兩項與膳食有關。因此，改善膳食結構是防治心血管疾病的重要措施。

控制飲食中總脂肪量及飽和脂肪酸的比例

　　少吃或避免富含飽和脂肪、高膽固醇食物，如肥肉、豬油、動物內臟、蛋黃、乳酪、黃油等。增加不飽和脂肪酸含量較多的海魚、豆類的攝取量。瘦肉、去皮雞肉可適量食用。烹調菜餚時，不用豬油、牛油、人造奶油、奶油等動物脂肪，改用橄欖油、芥花油、菜籽油、黃豆油、花生油、葵花油、麻油等植物性油脂。

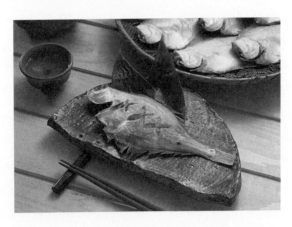

食用油的脂肪酸含量

（公克／100公克食物）

項　目	飽和脂肪酸	單元不飽和脂肪酸	多元不飽和脂肪酸
椰子油	90.2	8.1	1.7
牛油	54.2	43.7	2.06
動物性奶油	73.0	24.4	2.6
豬油	39.3	44.5	16.1
棕櫚油	35.8	49.1	15.1
雞油	34.9	46.8	18.3
花生油	22.7	40.6	36.7
橄欖油	16.2	72.9	10.9
黃豆油	15.7	22.7	61.6
芝麻油	15.6	40.7	43.8
玉米油	13.9	26.5	59.6
葵花油	11.8	23.2	64.9
葡萄籽油	11.4	19.4	70.1
芥花油	6.7	61.9	38.0

控制膳食中能引起血壓升高的物質

　　鈉與血壓值呈正相關、鉀與血壓值呈負相關、鈣缺乏則會加重高鈉引起的血壓升高。飲食宜清淡，避免過鹹。鹽的攝取量以每天不超過 5 公克為宜。多吃新鮮蔬

菜水果，以提高膳食中鉀的含量。鈣的主要來源爲牛
奶、乳製品、豆類、小魚乾。

常用調味品鈉含量的換算表

5 公克食鹽 ＝ 1 茶匙食鹽
＝ 2 湯匙醬油（30 毫升）
＝ 5 茶匙味精（15 公克）
＝ 5 茶匙烏醋（25 毫升）
＝ 8 茶匙辣椒醬
＝ 10 茶匙無鹽醬油（50 毫升）
＝ 12.5 茶匙番茄醬（60 毫升）
＝ 5 湯匙烤肉醬

增加膳食中纖維的含量

纖維不提供熱量，又可增加飽足感，有助於減少熱量
攝取及體重控制。高纖維飲食能降低血膽固醇及三酸甘
油酯，並可促進腸道蠕動、減少便祕、降低大腸癌的發
生，且避免因便祕用力排便，增加心臟負擔。高纖維的
食物來源有五穀雜糧的外殼、蔬菜及水果。

控制總熱量，維持理想體重

膳食熱量過多易導致肥胖，而肥胖是心血管疾病的危
險因子之一。因此體重過重者要設法減肥，減少油脂及

主食類的攝取分量，避免油炸、油酥、油膩等高油食物及甜食，盡量選擇低升糖指數的醣類食物，並且維持規律性的體能活動，為控制體重的最有效策略。

❦ 多攝取富含維生素的食物

　　例如維生素C、E及A（或β胡蘿蔔素）的食物。這類食物為天然的抗氧化劑，具保護細胞的功能，並降低心血管疾病的發生。

1. 維生素C：芭樂、橘子、柳橙、木瓜、番茄等。
2. 維生素E：小麥胚芽、胚芽米、糙米、芝麻等。
3. 維生素A：肉類、內臟、蛋。
4. β胡蘿蔔素：可在人體內轉變成維生素A，主要存在深綠色、深黃色蔬菜水果，如空心菜、青江菜、A仔菜、胡蘿蔔、南瓜、木瓜、芒果等。

❦ 生活調適

1. 少喝咖啡、茶及含咖啡因飲品。因為咖啡因是一種興奮劑，會刺激心臟，增加心臟負荷。
2. 飲酒宜限量。過量飲酒會使心臟肌肉衰弱、心律不整，且會使血壓升高，是促使心臟病發作的危險因子。
3. 調整生活與處事的方式。學習放鬆心情，避免情緒過度激動、心情緊張或熬夜，以免影響自主神經系統，間接增加心臟負擔。

4. 不抽菸。因為香菸中的尼古丁容易造成血管收縮、血壓升高、心跳加快、心律不整、血管硬化；香菸內含一氧化碳，會降低血液攜帶氧氣的能力，致使血管阻塞或痙攣的血管缺氧更嚴重。
5. 生活規律、睡眠充足。
6. 養成每天排便的習慣，必要時請醫師處方緩瀉劑。
7. 適度運動。運動可促進血液循環、消除壓力、降低血壓及血糖，但應循序漸進，並持之以恆。
8. 特別注意有無高血壓、糖尿病等。這些疾病和冠心病的發生關係密切，一旦發現應接受適當的治療，依醫師指示，按時服藥，並接受營養師提供營養相關的飲食指導，調整生活型態，配合適當飲食及運動。

飲食調整減少低密度脂蛋白膽固醇的效果

飲食成分	飲食改變	低密度脂蛋白膽固醇減少幅度（％）
飽和脂肪	＜7％一日總熱量	8～10％
膽固醇	＜200 毫克／天	3～5％
減輕重量	減輕 4.5 公斤（10 磅）	5～8％
其他強化減少低密度脂蛋白膽固醇選項		
水溶性纖維	0～5 公克／天	3～5％
食用植物性固醇	2 公克／天	6～15％
累計估算量 20～30％		

心血管疾病高危險群

1. 男性超過 45 歲
2. 女性 55 歲以上，或已到更年期與卵巢切除的女性
3. 家族血親中有人罹患心臟病（男性 55 歲以前、女性 65 歲以前）
4. 總膽固醇超過 240 mg/dl、高密度脂蛋白（HDL）低於 35 mg/dl
5. 目前體重超過理想體重 9 公斤以上
6. 有抽菸習慣
7. 經常應酬，大量喝酒
8. 不喜歡運動
9. 常以豬油、牛油取代植物油
10. 喜愛吃高膽固醇食物
11. 喜愛油炸食物
12. 喜歡吃精緻甜點（蛋糕、起酥等點心）
13. 愛吃蔬菜、水果或高纖維食品

3

更年期與肥胖

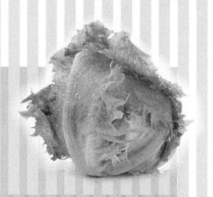

人的體重是由熱量攝取與消耗的平衡狀況來決定，但也受到遺傳與環境因素的影響。肥胖對健康上的壞處來自過量的脂肪，體脂肪過量與死亡率、慢性疾病、生活品質下降等具有正相關，然而體脂肪的測量並不普遍。目前大多利用身體質量指數，即BMI（body mass index）來評估體重是否適當，此公式適用於不同性別及年齡層。

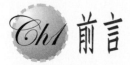

Ch1 前言

　　身體質量指數的算法是，以體重除以身高的平方，體重以公斤為單位，身高則以公尺為單位。舉例來說，一位 158 公分、體重 63 公斤的女性，其身體質量指數算法為 $63 \div (1.58)^2 = 25.2$，即 $63 \div (1.58) \div 1.58 = 25.2$。BMI 隨種族的不同而有差異，台灣地區身體質量指數的正常範圍為 $18.5 \sim 24$，$24 \sim 27$ 為過重，大於 27 以上則是肥胖，故此位女性的體重已達過重的標準。

　　此外，腰圍的粗細被認為是預測腹部及臟器脂肪含量的指標，因此腰圍增加會提高健康風險，即相同體重者，腰圍越粗，對健康的危害越大。建議男性腰圍應小於 90 公分（約 35.5 吋）、女性腰圍應小於 80 公分（約 31.5 吋）較佳。女性到了中年，由於生理狀況及生活型態的改變，基礎代謝逐漸下降，熱量消耗減少，身材很容易發胖。

　　世界衛生組織已經正式宣布「肥胖症」是一種流行病，「肥胖症」對於健康的危害，甚至已經超過抽菸、飲酒，並且與許多的慢性疾病息息相關，特別是在治療上十分困難。

　　肥胖相關的疾病包括心血管疾病、肺部疾病、腸胃道疾病、內分泌疾病、皮膚、癌症、肌肉骨骼等。

Ch2 更年期婦女肥胖的成因

女性荷爾蒙分泌減少

女性荷爾蒙有幫助脂肪代謝、預防高血脂形成的功效。但隨著更年期的來臨，卵巢功能逐漸衰退，使得女性荷爾蒙分泌減少，因此脂肪的代謝功能下降、血脂肪上升，使體內脂肪堆積，因而引起肥胖。

基礎代謝率與活動量下降

人體的基礎代謝率會隨著年齡的增加而下降，使能量消耗減少，因此年齡增加的同時，攝取的熱量也應隨之遞減。同時由於活動量少了很多，或偏重靜態性的生活習慣，使身體消耗有限，逐漸導致肥胖的產生。

過多熱量攝取

如果飲食中攝取過多熱量，或偏重高脂肪、高糖的食物，會造成肥胖產生。隨著年齡的增加，我們味覺的敏感度也逐漸下降，口味可能越來越重。此外，四處林立的便利商店或速食店，也助長過量飲食攝取的可能。

Ch3 更年期婦女肥胖的治療與預防

　　減重的方法包括飲食控制、飲食行為修正、運動、藥物治療及手術治療。基本上，肥胖的治療非常困難，必須有極大的毅力與耐心，要徹底改變不良的飲食與生活習慣，對於減重者也是一大挑戰。

　　如果沒有強烈的動機，往往半途而廢，甚至減重成功者，也可能因為不能維持體重而又復胖，導致對減重失去信心，進而放棄體重控制，此即所謂的溜溜球症候群（Yo-Yo syndrome）。尤其是短時間內變瘦者，這種快速減重的方式很容易胖回來，體型忽胖忽瘦，體重就像溜溜球一樣，忽上忽下。一般而言，初期體重下降主要是身體水分流失，之後是肌肉、脂肪組織的減少，但復胖時卻幾乎全以脂肪為主，復胖後再次減重，會一次比一次更加困難，造成惡性循環。

飲食控制

　　飲食與肥胖相關的研究，大多在探討熱量與脂肪的攝取部分。其實飲食型態、生活習慣、膳食纖維攝取和升

糖指數等因素，也有不同程度的影響，但其因果關係很難確認。高脂肪飲食因為有高熱量、較好的風味及良好的儲存效率，更容易促進體重增加。

減重飲食設計需著重個別性，且定期評估與調整，減重不宜太快速，應循序漸進，設定合理體重（reasonable body weight）。「合理體重」是指減重者與健康專業人員認為在短期或長期計畫下，可達成和維持的體重，以每周瘦0.5～1公斤體重為原則，只要減輕體重5～10％，就能明顯降低一些因肥胖所引起的健康問題。合理的減重目標是 6 個月期間，可以減輕 10 ％的體重，並且盡量維持減後的體重，當達成後，再來設定下一階段的減重目標。

建議選擇低油的烹調方法，例如：蒸、煮、烤、滷、涼拌、燙、燉、燒等，少吃高糖、高脂肪、高熱量的食物。少選擇大塊肉類的菜餚，多選帶骨、帶刺、帶籽、帶皮的食物。避免使用半成品，例如魚餃、蛋餃、燕餃等餃類，丸子、油炸食物等。學習認識食品標示，可選食較低油、低熱量的食品。

🦋減重飲食建議

1. 每日以三餐為主，平均分配，不宜偏重任何一餐。
2. 不吃宵夜、零食。
3. 改變進餐程序，先喝湯、再吃蔬菜、後吃肉類和主食。

4. 進食時宜細嚼慢嚥，延長進餐時間，以增加飽足感。

5. 飢餓時宜選擇體積大、熱量低的食物，如蔬菜湯。

6. 定時定量用餐，且不要以食物當替代品及發洩物。

飲食行為修正

　　現代人外食機會多，使得學習「如何挑選健康食物」更為重要，方法如下：

1. 應了解自己每餐可食用的食物分量。

2. 選擇適當的主食與菜式。

3. 多吃青菜，因其熱量低且能增加飽足感。

4. 需有適當的主食分量，以免飽足感不夠。

5. 吃時可將餐盤傾斜，以減少攝取油膩的湯汁。

6. 使用沾醬時，如沙茶醬、辣椒醬等，可先將上面的油去掉，並且適量使用。

7. 可樂、奶昔、霜淇淋、聖代等為高糖或高脂肪的甜食，應避免食用。

8. 以新鮮水果取代甜點、蛋糕。

9. 飲料以白開水，不加糖或加代糖的茶、熱咖啡較佳，冰涼飲料多半已加糖，故不宜選用。

10.酒類的熱量不低，酒精濃度越高的酒熱量越多，因此淺嘗即可，切勿乾杯。

常見酒類的酒精含量及熱量

酒　名	酒精含量（%）	熱　量（大卡／100 毫升）
台灣啤酒	3.5	34
紹興酒	16	92
花雕酒	17	107
紅露酒	16	90
烏梅酒	16	192
大麴酒	65	364
高梁酒	58	325
茅台酒	54.5	306
玫瑰露酒	44	266
白葡萄酒	12	75
玫瑰紅酒	12	97
白蘭地	41	230
威士忌	41	230

　　飲食控制同時配合適當的運動，可達事半功倍之效，每日可做飲食、運動記錄，更明確掌握攝取的熱量。使用代餐包或藥物減重者，仍應配合飲食控制，才能達到最佳效果。代餐包的使用僅建議取代一餐，否則易發生營養不良。至於三溫暖、蒸汽浴等，基本上是讓體內暫時失去大量水分，補充後體重就會回升。針灸、耳針等有抑制食欲的效果，但多半不能持久。至於減肥衣、減

肥膏等則效果存疑。在此列出各種活動的熱量消耗表與簡易食物代換資料，供大家參考。

各種活動所需熱量

活動程度	活動名稱	消耗熱量 (大卡／公斤／小時)	活動程度	活動名稱	消耗熱量 (大卡／公斤／小時)
最輕	清醒靜臥	1.1	中度	騎自行車	3.5
	進食、朗讀、寫字	1.4		以吸塵器掃地	3.7
	站立休息	1.5		跳舞（慢）	4.0
	立正、削水果	1.6		走路（6.4公里／小時）	4.4
	穿衣、脫衣	1.7		溜冰	4.5
	彈鋼琴	1.8		跳舞（快）	4.8
	開車	1.9		騎馬（小跑步）	5.3
	洗碗、打字	2.0		打桌球	5.4
輕度	擦地	2.2	重度	騎馬（跳躍）	7.7
	洗衣服	2.3		賽跑	8.0
	掃地	2.4		擊劍	8.3
	彈樂器、油漆家具	2.5		賽車	8.6
	掃地	2.6		游泳	8.9
	走路（4公里／小時）	3.0		競走	10.3
	木工	3.3		拳擊	12.4
下樓梯　15階		0.012 大卡／公斤	上樓梯　15階		0.036 大卡／公斤

簡易食物代換資料

1 份主食（70 大卡）

= 1/4 碗飯（50 公克）

= 1/4 碗紅豆、綠豆、薏仁、蠶豆、青豆仁、番薯、芋頭

= 1/4 個饅頭（30 公克）

= 1/3 個燒餅*（＋油脂 2 公克，熱量 90 大卡）

= 1/2 碗稀飯、麵條、麵線、碗粿、麥片、山藥、馬鈴
  薯、玉米、皇帝豆

= 1/2 片土司（25 公克）

= 1/2 個漢堡、熱狗麵包

= 1/3 包泡麵*（＋油脂 4 公克，熱量 110 大卡）

= 3/4 碗南瓜

= 1 個小餐包

= 1 塊蘿蔔糕（50 公克）

= 1 條油條*（＋油脂 20 公克，熱量 250 大卡）

= 1 杯爆米花（不加奶油）

= 3 片蘇打餅乾（20 公克）

= 3 張厚餛飩皮、餃子皮（30 公克）

= 4 小條甜不辣*

= 7 張薄餛飩皮

= 10 粒無餡湯圓

= 蓮藕（100 公克，大小約直徑 4 公分、長 6 公分）

  *含油脂高，不宜常用

1 份水果（60 大卡，以購買量為標準）

= 90 公克香蕉（1/2 根）、釋迦（1/2 個）、紅柿（3/4 個）、櫻桃（9 粒）

= 125 公克火龍果（1/2 個）、加州李、玫瑰桃、奇異果（1 個）、棗子（2 個）、李子（4 個）、龍眼（10 個）、葡萄（10～13 個）

= 150 公克泰國芭樂（1/3 個）、柳丁、土芭樂、水蜜桃、蘋果、粗梨、西洋梨（1 個）、芒果（1 片）

= 200 公克木瓜或鳳梨（1/6～1/8 個）、楊桃（2/3 個）、橘子、水梨（1 個）、蓮霧（2 個）、枇杷（6 個）、荔枝（9 粒）、草莓（10 粒）、聖女番茄（1 平碗）

= 250 公克哈密瓜（1/3 個）、白柚（2 片）、葡萄柚或香瓜（3/4 個）

= 300 公克 1 片西瓜

※市售水果規格差異大，建議數量為約略值

1 份奶類

= 1 盒或 1 杯（240c.c.）低脂奶

= 3 湯匙低脂奶粉（含脂肪 4 公克，熱量 120 大卡）

= 3 湯匙脫脂奶粉（脂肪含量低，熱量 80 大卡）

1 份肉類（55～75 大卡）

＝ 1 兩瘦肉（豬、牛、羊、雞、鴨、鵝、魚肉、海產）

＝ 1/2 隻棒棒雞腿

＝ 1 個蛋（＝ 2 個蛋白＝ 5 個鵪鶉蛋）

＝ 2 湯匙肉鬆

＝ 2～3 片洋火腿

＝ 2 個貢丸

＝ 2 個包肉魚丸（＋醣類 8 公克，熱量 100 大卡）

＝ 6 隻草蝦仁（中）

1 份豆製品（55～75 大卡）

＝ 1/2 盒盒裝豆腐

＝ 1/2 條麵腸

＝ 1/2 碗毛豆

＝ 3/4 塊素雞或溼豆包

＝ 1 塊板豆腐

＝ 1 片黃豆乾

＝ 1 杯無糖豆漿（240c.c.）

＝ 2 片五香豆乾

＝ 2 塊三角油豆腐

＝ 3 個油豆腐泡

1 份蔬菜（25 大卡）

＝ 1/2 碗煮熟蔬菜

＝ 100 公克生菜

1 份油脂（45 大卡）

＝ 1 茶匙油（橄欖油、芥花油、麻油、玉米油、花生油、沙拉油、豬油*）

＝ 2 茶匙沙拉醬、花生醬、芝麻醬

＝ 2 粒核桃

＝ 7～9 粒腰果、杏仁果

＝ 10～15 粒花生、開心果

＝ 1/2 節香腸*

*飽和脂肪高，盡量少食用

飲食記錄

做「飲食記錄」的目的，是為了找出減重者的問題行為所在，因為每一個人的飲食習慣都不相同，如果能詳細記錄自己的行為和飲食，有助於發現個別問題所在。

舉例來說，下班回家→坐在沙發休息→打開電視→吃零食、喝飲料→吃晚飯→飯後坐下看電視→感覺無聊→走到廚房開冰箱→拿出甜點→坐下看電視→再走到廚房→倒飲料喝……。分析此人的行為連鎖習慣，可以發現問題所在。

其中很明顯的易發胖行為：吃甜點、喝飲料等，嘗試在行為連鎖的早期就用另一種行為來代替，使行為不再連鎖下去，如下班回家後先去澆花，吃完飯與家人到公園散步，或飯後看電視休息一會兒，趕快去洗澡、刷牙，可能就不會吃甜點或喝飲料了。諸如此類的方法，應用在減重上，有其正面功效，特別是對於長期維持體重是有幫助的。

🦋 再提醒

　　在飲食行為修正（behavior modification）的部分再提醒一些要點，例如只在固定的時間及地點用餐；用小盤盛裝食物，使分量看起來較多；吃時慢慢咀嚼，每一口至少咀嚼 15 下再吞，吞嚥後在吃下一口前停頓一下，讓吃飯的時間超過 20 分鐘，以使腦中的飽食中樞收到足夠刺激，再者只有在製備食物時才進廚房，家中少購買及存放高熱量的食物或點心，或將之儲存在看不見的地方；但也要預備一些熱量低的食物，如蒟蒻製品、低

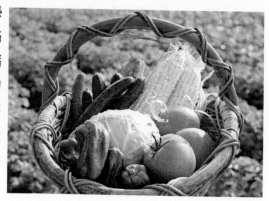

熱量飲品、蔬菜湯等，以備抑制不住衝動而去吃些東西時，不至於攝入太多的熱量。菜湯、菜汁、滷肉汁通常含脂肪量高，勿用來拌飯，高湯需先去油才喝。總之不必完全放棄以前愛吃的食物，只是必須限制分量或食用的頻率。

運　動

　　運動是健康減重的必要條件，因為僅以節食的方法來減重，往往會遇到體重無法持續下降的瓶頸，並且減少的常是身體重要的瘦肉組織，對健康非常不利，也會增加復胖的機率。若以飲食控制再加上運動，則可保持肌肉、減少脂肪。

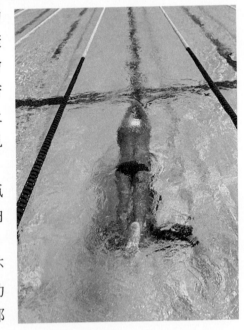

　　減重應選擇有氧運動，利用大肌肉群進行中等強度、長時間的運動，不但可促進心肺功能，並可消耗大部

分熱量。有氧運動如慢跑、游泳、有氧舞蹈、騎腳踏車、快步走等，均適合減重時使用。如果無法長時間、高強度運動，研究發現累積短時間運動（如每次 10 分鐘），也有助於體重控制。

運動的步驟很重要，包括之前的熱身運動，可使關節柔軟、避免運動傷害及心臟承受突然增加的負擔。接下來的運動必須達到中等或中等以上強度，即運動時會喘、流汗、說話斷斷續續的程度，才有明顯的減重效果。最後要有緩和運動，可避免運動後太多血液堆積在下半身，造成血壓突然下降而引起暈眩不適。

至於原本沒有運動習慣者，建議由低強度、短時間的運動開始嘗試，再循序漸進；選擇適合的運動場地，進行運動時，應穿著舒適、吸汗的服裝及運動鞋，並隨時補充水分。

藥物治療

藥物治療方面目前被核准可減肥的僅有兩種藥物，其他宣稱有減肥功效的藥物，有誇大療效、參雜不明成分、違法販售之虞，若藉助藥物副作用移作減重之用，則可能對身體造成傷害。非法減肥藥常被添加安非他命、緩瀉劑、利尿劑、甲狀腺荷爾蒙等藥品成分，吃後可能引起頭痛、興奮、失眠、不安、噁心、嘔吐、腹

瀉、腹痛、心悸、肌肉虛弱無力、精神錯亂、暈厥、腎衰竭、癱瘓、心跳不規則，甚至會死亡等嚴重副作用，切勿輕易嘗試！

目前衛生署核准的兩種減肥藥物，一種是能夠抑制脂肪分解酵素活性，影響油脂吸收，達到降低熱量攝取，進而減輕體重；另一種則經由抑制食欲，減少進食來治療肥胖，均需在醫師評估下使用，並建議找營養師配合飲食控制，以達最大的減重功效。

手術治療因為風險較高，多用於病態肥胖者，已罹患肥胖相關疾病，且經過其他體重控制計畫無效者。

病態肥胖的定義是體重超過理想體重 100 ％以上，或超過理想體重 45 公斤以上。目前最常使用為「胃間隔手術」，主要利用特殊構造的釘子，將胃間隔出 50 c.c. 左右的空間，縮小胃的容量。食物經由小胃底下的 1 公分開口，慢慢進入大胃消化，可明顯降低進食量，若進食過快或分量太多，都會感到腹脹難受，自然減少進食，達到減重的目的。另外，還有抽脂手術，雖然可消除局部脂肪，再造曲線，但除了手術本身的風險之外，若未配合飲食與運動，則抽除的脂肪會在一段時間後又重新屯積。

預 防

在體重控制方面也強調預防重於治療，發胖後再來努力減重，實在困難。現有的各種減肥方法，成功率並不高，所以最好的方法是「預防」。選擇過一種合乎健康原則的生活方式，適度的運動；均衡的選擇各類食物，但只吃八分飽，避免高熱量垃圾食物，這些雖都是老生常談，但控制體重的確沒有捷徑。

此外，減重一定要靠強烈的意志力，增強減重的動機。最好能參加減重班，或與醫師、營養師定期聯繫，學習正確飲食模式與技巧，運用行為修正，重建良好的連鎖習慣。親朋好友及同事的支持也有一定的效果，都能夠給予精神支持，提高減重的動機與成功機率！

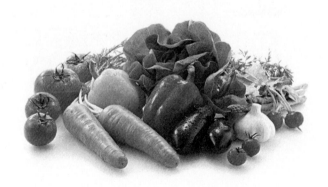

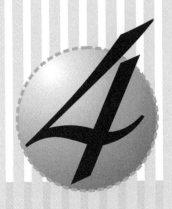

更年期
與骨質疏鬆

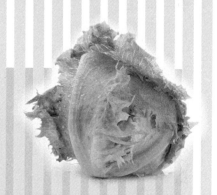

骨質疏鬆症是指骨質的量減少,骨頭內部變得空洞,以致無法承受壓力,而容易發生骨折、駝背及全身骨頭疼痛的情形。骨質疏鬆症雖不是婦女同胞的專利,但更年期後的婦女由於缺乏女性荷爾蒙,會加速引起骨質疏鬆症,增加骨折的機會;不過其實年長的男性罹患率也不低。

當年齡增長或任何因素引起鈣質的流失增加,骨骼的密度就會下降,減少支撐的力量。一般人約在30〜35歲時骨密度會達到高峰,此後便開始老化。

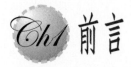 前言

　　骨質疏鬆症常常在不知不覺中進行，毫無預警，當突發性骨折或疼痛的症狀產生時才發現，多半疾病的程度已經相當嚴重了。髖關節、脊椎、手腕關節及肩關節等，是最容易發生骨折的部位。骨質疏鬆症所引起的骨折，常因骨骼質地不良，使得鋼板或鋼釘的抓力不足，造成手術失敗，甚至引起其他更嚴重的併發症，故不可不防。

　　一般骨質密度檢查的時機，建議35歲以前要做一次，以了解自己的骨質狀況；50歲以後不論男、女都要定期追蹤。特別是女性更需要做檢查，因為骨質是會隨年紀增加而流失，若有骨質異常，則補充鈣質及運動都是必要的。依照世界衛生組織訂出骨質疏鬆症的標準（採用骨質密度超音波檢查的寬頻衰減值 broadband ultrasound attenuation, BUA）如下：

Tu 值＞-1	骨質正常（骨折低危險群）
-1 ＞ Tu 值＞-2	骨質流失期（骨折中危險群）
Tu 值＜-2	骨質疏鬆症（骨折高危險群）
Zu 值＜0	未達該年齡應有的骨質密度
Zu 值＞0	符合該年齡應有的骨質密度

Tu值大於-1則表示骨質正常，但更年期後的流失速度加快，故仍須定期追蹤。Tu值介於-1 ～-2則為骨質流失

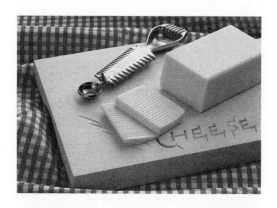

期（osteopenia），此時骨質有機會恢復正常，建議開始補充鈣質，多喝牛奶、多吃高鈣食物，如：小魚乾、吻仔魚、起司、髮菜、紫菜、蝦米等，並配合多運動、適度曬太陽，以幫助鈣質的吸收，也可考慮服用鈣片，半年後再測量以了解有無恢復正常。

Tu值小於-2則表示為骨質疏鬆症（osteoporosis），患者會陸續出現身材變矮、彎腰駝背等症狀，必須門診接受醫師治療，否則可能會繼續惡化下去。此外，注意不要跌倒及小心外力撞擊，以免發生骨折。除了就醫治療，也要開始補充鈣質，多喝牛奶、多吃高鈣食物，適度曬太陽，增加鈣質的吸收，同時也建議配合鈣片服用，半年再回診檢查，如果情況未改善，則可能需要藥物治療。

骨質疏鬆症的成因與治療

危險因子

骨質疏鬆症的「危險因子」到底有哪些呢？

1. 家族遺傳。

2. 女性。

3. 種族，如亞洲人或白人。

4. 骨架細小或體重過輕者。

5. 荷爾蒙缺乏或不足，如停經後婦女、早期卵巢切除者。

6. 年齡，尤其是超過 60 歲以上。

7. 鈣或維生素 D 攝取不足。

8. 缺乏運動。

9. 長期使用某些藥物，如含鋁的制酸劑（胃藥）、皮質
   類固醇藥物、利尿劑及甲狀腺素、抗痙攣等藥物。

10. 疾病或某些情況導致負鈣平衡，如甲狀腺機能亢進、
    腎臟病、慢性腹瀉或吸收不良、副甲狀腺疾病等。

11. 抽菸。

12. 過量攝取纖維質。

13. 過量攝取酒精。

14. 過量攝取咖啡因。

治　療

一旦發生骨折時應立即求醫，輕微骨折可包紮石膏固定，嚴重者需手術，如骨外固定或鋼板固定。具有預防和治療骨質疏鬆症效果的藥物方面，目前有雙磷酸鹽類與選擇性雌激素受器調節劑等。至於非藥物治療方面，則包括衛生保健教育、足夠鈣質與維生素D的攝取、規律運動、戒菸戒酒、防範跌倒、改善居家環境等。

增加鈣質

在我們的日常生活當中，有一些小技巧，可以增加鈣質的攝取，例如：

1. 保持均衡飲食的習慣，廣泛攝取各類營養素及充足的鈣質。
2. 多喝牛奶及攝取各類乳製品，此為鈣質的最佳來源。喝牛奶會拉肚子的人，可改喝低乳糖牛奶或優酪乳；至於肥胖者宜選用脫脂或低脂牛奶及其製品。
3. 多攝取可連骨頭一起吃的食物，如小魚乾、小蝦米、魚罐頭等。
4. 熬排骨湯時適量加入一點醋，有利於鈣質的溶解。
5. 減少喝咖啡，或沖泡咖啡時加入奶粉，以減少鈣質的流失。

6. 富含草酸的食物，如菠菜、萵苣、扁豆、甜菜、秋葵莢、可可、巧克力和花生等，避免與含鈣食物一起吃。

7. 在鈣需求較多的生長發育期、懷孕期，以及哺乳期，必須特別注重鈣的攝取是否充足，可預防日後骨質疏鬆症的產生。

8. 盡量減少抽菸、喝酒，以免妨礙鈣質的吸收。

　此外，由於目前國內「吃素」十分流行，崇尚素食的人口逐年增加，除了宗教原因，更有許多是為了追求身體健康。然而大量纖維質的攝取，可能會減少一些礦物質，如鐵、鈣和鋅等的吸收，間接影響骨質密度，增加罹患骨質疏鬆症的危險性。因此蛋奶素或奶素是比較好的選擇，並鼓勵素食者飲食能夠多變化，尤其應廣泛選擇含鈣質豐富的豆製品及深綠蔬菜為佳。

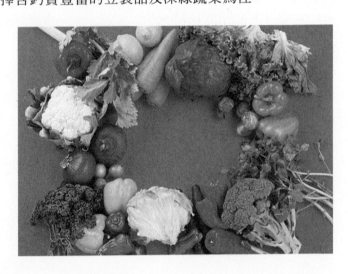

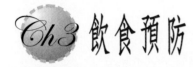 飲食預防

　　保持均衡的飲食習慣，使鈣質攝取充足，並注意富含草酸的食物是不利於鈣質的吸收，避免與含鈣食物一起吃。素食的骨質疏鬆症患者，盡量選擇蛋奶素或奶素。

　　運動對骨質疏鬆症有預防及改善的功效，還能延長壽命。據美國佛雷明漢（Framingham）心臟研究計畫分析結果，發現 50 歲以上的人，若能每天保持中度或高度的運動量，他們的生命期望值則比同年齡低運動量的人，分別可增加 1.3 與 3.7 年，不罹患心血管疾病的年數也能增加1.1 與 3.3 年，此結果在男、女性的影響相同。

　　Framingham 是美國著名的世代研究計畫，以美國麻州 Framingham 地區 5 千多位民眾為研究對象，詳細記錄其生活型態與疾病病史，追蹤期間長達 40 多年。研究者將受試對象的每日活動，依照他們不同運動量與運動時間加以區分，並將其他可能影響因素排除後，分析運動狀況對其疾病與壽命的影響，得到以上結果。

　　保持運動習慣的人，骨質疏鬆的發生較少，同時也活得比較健康與長壽。但要提醒的是，運動習慣應於年輕時就要養成，如果在中年才突然開始非常大量運動，反而容易造成身體的傷害。已有骨質疏鬆症的患者，不宜劇烈運動，建議散步或游泳較為理想。

更年期與癌症

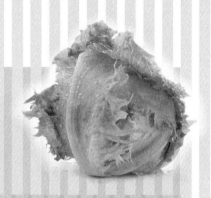

大部分腫瘤的發生率，是隨著年齡漸長而增加，因此女性在更年期後，應小心防範腫瘤的發生。流行病學調查結果，顯示飲食在癌症的罹患及預防方面，有一定的相關性，例如多吃蔬菜、水果，有保護身體、減少癌症發生的作用；經常規律運動，可降低罹患肺癌、乳癌及大腸癌的機率；飲食中高脂肪攝取、肥胖、酗酒等，可能提高乳癌的發生；高脂低纖維的飲食習慣，則會增加大腸癌的罹患率。

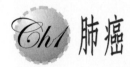 # 肺癌

　　高居國人女性癌症死因的第一位，肺癌的可怕在於不容易早期診斷，等到出現症狀時，通常爲時已晚。西元1900年左右，肺癌還是極爲罕見的疾病，現今卻已在國內外癌症死亡率的排行榜上名列前茅，變成人類主要的癌病之一。在美國，由於政府大力推行戒菸，美國男性肺癌的發生率與死亡率在 1990 年後，已有逐漸下降的趨勢；女性抽菸的歷史雖比男性晚，然而人數卻快速的增加，所以罹患肺癌人數反而漸漸逼近男性。

　　根據研究，肺癌男女有別，目前肺癌患者中男性約占五成五，女性則爲四成五。在同樣致癌原暴露的情況下，女性較男性容易發生肺癌，但女性的預後普遍優於男性，其 5 年存活率也明顯高於男性。至於台灣目前的狀況，肺癌已占男性癌症死因第二位與女性癌症死因的第一位。傳統上肺癌的罹患率男多於女，三十多年來均維持約 2 比 1 的比例。然而最近的統計卻發現，女性患者快速增加，已有逐漸接近男性的趨勢，而女性肺癌的患者中，以肺腺癌爲最大多數。在癌症中，肺癌的存活率屬於偏低者，5 年存活率只有百分之十幾而已。

成　因

在生活習慣中，「抽菸」是導致肺癌的最大元凶！在許多國家肺癌死亡率與香菸消耗量成正相關。已知香菸中至少有幾十種致癌物，這些物質吸入氣管後會傷害細胞，引起慢性支氣管炎、肺氣腫，會導致癌症的發生。此外，二手菸會致癌，而吸入石綿也是肺癌原因之一。

至於全世界女性肺癌人數不斷攀升，除了女性吸菸人口快速增加，也有人推測可能與吸入過量廚房油煙有關，停經後補充女性荷爾蒙似乎也可能提高肺癌罹患率。然而種種假說，必須更多研究才能加以證實。

治　療

小細胞癌存活率極低，傳統上認為無法開刀，而以化學治療與放射治療為主。然而近年來的研究逐漸朝向以化療、放療，並搭配手術切除，目前正在評估何種組合或治療順序，能得到最佳的存活率。至於非小細胞癌則常以手術切除治療，但是即使為早期的、完全切除的病患，也常有局部復發或遠端轉移的情形。

拜許多新藥的幫助（如 Taxol、Taxotere、Gemcitabine 及 Navelbine），晚期的非小細胞癌治療也有了長足的進步。目前正在研究術後是否應接受輔助性化學治療，相

信很快有明確的治療方針出現。至於肺癌的標靶治療則是目前深具潛力的治療方向之一，其藥物如 Iressa、Erbitux 與 Avastin 等，為肺癌病患的生命延長，開啓了另一道門，期望將來能有突破性的幫助。

飲食預防

飲食與肺癌的關係並不密切，有部分研究指出，多吃脂肪、紅色肉類（如豬、牛、羊肉）、高脂奶類製品，可能與罹患肺癌有關係；多吃蔬菜、水果則有保護的作用。也有研究發現每日 200 微克硒補劑，可減少肺癌的罹患率。經常規律運動，有助於降低肺癌的危險性。

總而言之，肺癌仍以戒菸為最重要的防治方法，最好從青少年就開始，並且減少空氣汙染，以上兩項有賴於政府機構的大力宣導及汙染防治。至於減少吸入烹調油煙，則可經由改善通風系統與佩戴口罩等方法幫助。基本上，個人戒菸是一件困難的事，但現在有戒菸諮詢門診，並使用藥物的輔助較易達成。

此外，建議高危險群者定期進行肺癌篩檢，包括吸菸者及已戒菸者（尤其是每天抽一包菸，超過 20 年以上者）、長期暴露於致癌因子環境者、有肺癌病史或家族史者，或不明原因咳血者。還有多吃蔬菜水果、避免過量脂肪攝取，且勤做運動，多管齊下防範肺癌的發生。

Ch2 乳癌

所謂「乳癌」，即是從乳腺的上皮細胞或小葉細胞生長出來的惡性腫瘤。乳癌是一種全身性的疾病，會經由淋巴或血路轉移到身體的其他部位，常見為骨骼、肺臟、肝臟及腦部。女性乳癌的罹患人口，西方人較東方人多，但近幾十年來因飲食西化、肥胖人口增加等因素，台灣女性乳癌罹患率也節節上升，不得不多加留意。

根據資料統計，近 10 年內，台灣乳癌發生率提高了約 50 ～ 60 ％，且好發於 40 ～ 50 歲的年齡層，較美國乳癌好發年齡低約 10 歲左右。基本上，乳癌只要早期發現、早期治療，可達到相當高的存活率。

成　因

研究顯示乳癌的高危險群包括了以下幾項：遺傳、未曾生育或 30 歲以後才生第一胎者、高脂肪飲食、酗酒者（酒精會提高動情激素）、初經較早及停經較晚、曾患一側乳癌者、未曾哺乳者、更年期荷爾蒙補充者，罹患卵巢癌、子宮頸癌及大腸癌的婦女等。

高脂肪攝取、肥胖等和乳癌有密切的關係。研究發現腰腹較粗大的女性（蘋果型）比臀部、大腿粗的女性

（西洋梨型），有較高的乳癌罹患率。肥胖的婦女血中女性荷爾蒙含量較高，因爲體內脂肪也可製造女性荷爾蒙，刺激乳房的腺體。

治　療

　　乳癌的治療以外科手術切除爲主，從前多採用乳房根除手術，即乳房組織、胸肌全部切除。但近年來的研究發現，乳房保留手術亦有良好的預後，故目前多建議在腫瘤完全清除的原則之下，可保留部分乳房組織，不切除胸大肌、胸小肌，也可減少手臂運動方面的障礙。手術後是否能保持美觀越來越受到重視，目前已發展出切除患者小腹多餘的皮膚組織，作爲乳房重建之用。

　　至於「前哨淋巴切片」，可了解乳癌有無經由淋巴轉移，故常作爲是否切除腋下淋巴結的依據。乳癌腫瘤易經由淋巴循環將癌細胞轉移出去，因此淋巴結全切除可降低轉移機率，但手術後淋巴循環受阻而產生的淋巴水腫，會造成病人患側上肢腫脹，無法提重物、抽血、量血壓，或有灼熱、疼痛的情形發生。

　　乳癌的淋巴轉移情況是由近到遠，甚少發生跳躍式轉移（機率小於４％），因此若最靠近的淋巴結沒有癌細胞轉移，則後面的淋巴結轉移的機率極低。依據此原理，只要利用染色法或核醫同位素法來確認前哨淋巴

（sentinel node），即最靠近或最可能轉移的淋巴結是否轉移，就可決定能否免除淋巴全切除的後遺症。

手術之外，化學治療與放射治療也用以輔助降低乳癌復發的機率，目前已有多種新的化療藥物可用於治療乳癌，且其副作用明顯少於傳統的藥物。荷爾蒙治療需用於具有荷爾蒙接受體的病人，並非全體適用。此外，還有基因治療藥物，如賀癌平（Herceptin），Her2 基因在癌細胞中如果表現特別強，則此藥的效果會特別好。總之，目前乳癌治療的趨勢有三種，就是乳房組織越切越少、術後立即重建乳房，以及術前化療等。

飲食預防

在乳癌的飲食預防上，建議少攝取高脂肪食物，如肥肉、雞鴨皮、油炸肉類等，避免或減少飲酒、多吃蔬菜水果、避免過多熱量攝取並維持理想體重、肥胖者應適度減肥、規律性運動也有降低乳癌的效果，如每周 3～5 次，每次至少 30 分鐘的運動量。使用單元不飽和脂肪酸高的油脂，如橄欖油、芥花油或苦茶油，則有保護的作用，至於黃豆製品富含大豆異黃酮，其對乳癌的利弊眾說紛紜，有專家建議喝豆漿、吃豆製品有助預防乳癌，但目前尚無定論。其他預防還包括定期做乳房X光檢查、乳房超音波，以及每月定期乳房自我檢查等。

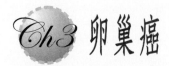 卵巢癌

卵巢癌也是婦科常見的癌症之一，且死亡率相當高。此疾病早期發現的治療效果很好，但由於早期沒有明顯病症，雖有下腹不適、噁心、厭食等症狀，卻易與腸胃疾病混淆，因此大部分被發現時多屬晚期，通常已經轉移，因此預後多半不佳。台灣卵巢癌死亡率占婦科癌症的第三位，其發生率隨年齡而逐漸增高，主要發生在50歲以後的婦女，但其中的卵巢生殖細胞腫瘤，較易發生於不滿20歲的女性。

卵巢癌的危險因子，包括荷爾蒙與排卵因素（如未曾懷孕、不孕、生育次數少）、環境因素（長期暴露在致癌物中，如石綿）、家族史、乳癌、肥胖（嗜吃高脂食物的人）、年齡等。

治療方面包含手術、放射治療與化學治療，而以手術為主要的方式，切除兩側卵巢、輸卵管、子宮、腹腔大網膜、淋巴結摘除等。此疾病的蔓延、擴散極快，因此常需併用輔助性化學治療與放射治療，以減少復發情形。

有研究發現高脂肪和高膽固醇飲食，可能增加罹患卵巢癌，而多吃深綠色和黃紅色蔬菜，也許有降低的效果。

Ch4 子宮內膜癌

　　子宮內膜癌是歐美國家婦女最常見的骨盆腔惡性腫瘤，發生率較子宮頸癌與卵巢癌高，且發生率不斷上升，在台灣則為婦癌的第三位，但近年來亦有逐漸增加的趨勢。其致病原因為荷爾蒙的分泌失調，使子宮內膜長期處於增生狀態，而產生病變。在台灣好發年齡較低，為 50 ～ 69 歲的婦女，歐美則為 62 ～ 63 歲。

　　以下為子宮內膜癌的高危險群：肥胖者、高血壓、糖尿病患者、不孕、月經不規則、停經延後、多囊性卵巢症候群、停經後不正常出血、環境汙染、抽菸，以及接受 Tamoxifen 治療乳癌患者等。

　　治療方式是以手術切除為主，放射治療、化學治療或荷爾蒙治療為輔，早期的子宮內膜癌只需將子宮、子宮頸、兩側卵巢與輸卵管切除即可，一期後或二期以上，需切除骨盆腔淋巴結。放射治療可與手術併用，以減低復發的機率，而化學治療則常用於復發或已轉移的患者。

　　飲食方面，茄紅素被認為可能具有降低子宮內膜癌發生率的功效，而體重過重會增加罹患率，因此應避免飲食過量導致肥胖。有研究發現，成年後發胖者更易罹患子宮內膜癌，此癌與子宮頸癌同樣受到女性荷爾蒙的影響，而大豆異黃酮對此疾病的影響亦不明確。

Ch5 大腸直腸癌

　　大腸直腸癌在台灣癌症的十大死因中，不論男性或女性，均高居第三位，且近年來罹患人數有逐漸增加的趨勢。目前台灣每年因大腸直腸癌死亡的人數，較 10 年前幾達 2 倍之多，平均 1 年約有 8 千個新發病的個案。此癌症在已開發國家中的發生率，明顯高於未開發國家。

　　大腸直腸位於人體消化道的最後一段，又可區分為盲腸、升結腸、橫結腸、降結腸、乙狀結腸與直腸等部位。在所有消化道相關的癌症中，屬於預後較好的癌症之一。

成　因

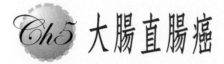

　　大腸直腸癌的致癌因子是多因性的，歸納其危險因子，包括年齡、飲食、瘜肉、家族病史、個人病史、活動量少、抽菸，以及腸道發炎疾病，例如潰瘍性結腸炎（Ulcerative colitis）與克隆氏腸炎（Crohn's disease）等。年齡越大者，有家屬罹患大腸癌者（一等親中有大腸直腸癌病史者，其罹病機率將提高 2～3 倍），大腸長瘜肉者，個人曾罹患卵巢、子宮或乳癌等婦癌的女性，活動不足者，有抽菸習慣者，均有較高的罹患率。

🌿 環境因素

　　大多數病患屬於散發性，並無家族史，僅約 15 ％的大腸癌有明顯的家族傾向。另據調查結果顯示，環境因素也有一部分的影響，以華人為例，新加坡與香港華人，其大腸直腸癌發生率高於台灣，而台灣的發生率又高於中國大陸。

🌿 飲食因素

　　飲食方面的影響因素，根據流行病學的研究發現，具有相關者如下：

⚜ 高熱量、高脂肪飲食

　　動物性脂肪消耗多、膽固醇攝取高的國家，其人民罹患大腸直腸癌機率較高。脂肪和膽固醇是膽汁的主要成分，膽汁到了腸道會被細菌代謝產生致癌物質，多食肉者其糞便中的膽酸較多，造成細胞突變的機會升高。

⚜ 纖維質

　　纖維質攝取少者罹患率較高。蔬菜水果含大量纖維質，可以增加糞便的體積，達到稀釋致癌物的效果；此外可促進腸蠕動，使排便正常，也降低致癌物與腸道接觸的機會。

❧飲酒

飲酒越多者其罹患機率越高,特別是啤酒被認為會增加直腸癌的危險性。

❧鈣

鈣質可與腸道的膽酸結合,因此認為能降低罹癌機率。

❧抗氧化維生素

如β胡蘿蔔素,維生素 C、E 等,因為有抗氧化的作用,在動物實驗中發現可減少化學物質誘發大腸癌。

治　療

治療方式主要是以手術切除腫瘤,並配合放射治療與化學治療。許多病人由於害怕疼痛不敢作檢查(現在已可選擇在麻醉情況之下,做無痛的大腸鏡檢查),或是檢查之後,拒絕正規治療,而先採用偏方,往往拖延病情,得不償失。若檢查時發現大腸長有瘜肉,多建議切除,尤其是直徑大於 1 公分的瘜肉,轉變成惡性的機率大大提高,應盡早切除,以免日後有癌化之虞。一般而言,若有轉移,以肝臟、肺臟最常見,大腸直腸癌一旦發生遠端轉移,則往往預後不佳,大多數病患會在 1、2 年內死亡,其 5 年存活率極低,不到 10 %。

如果腫瘤生長的部位接近肛門，手術可能必須切除肛門，並在患者的腹部做一個造口，以取代原有的肛門功能，排出糞便，即所謂的「腸造口」，或稱「人工肛門」。人工肛門又區分為暫時性與永久性，視人工肛門所在部位的不同，其飲食亦有區分，大部分病患 1.5 ～ 2 個月內就可恢復正常均衡的飲食。

腸道術後飲食

腸道手術後為使腸道傷口盡速癒合及避免刺激，飲食的進展需視腸道狀況而調整。一般於排氣後使用 1 ～ 2 天清流質飲食，若適應良好，接著採用溫和且低渣的飲食。所謂低渣飲食是減少食物經消化、吸收和發酵後，在腸胃道留下殘渣的飲食。待病人腸道功能逐漸恢復正常，飲食亦應逐步進展至一般飲食，並且攝取富含纖維的食物，以保持排便順暢、維護腸道健康。

少數病患可能因手術或腫瘤造成腸道沾黏、狹窄、易脹氣等，需長期使用低渣飲食，以減少腹脹或腸子阻塞的情形發生。當腸道有狹窄及蠕動不良的情形，應留意大量進食蔬菜、水果等高纖維食物，可能導致糞便堵塞腸道。因此，特別提醒，飲食建議並非人人相同，需視患者個別狀況及疾病階段，以決定適合的飲食型態。

✽清流質飲食

　　清流質飲食是腸道手術後的第一階段飲食，以試探腸道是否能適應。清流質飲食為完全無食物殘渣、不產氣或刺激腸道蠕動的食物，幫助腸道功能的恢復，使病患盡早使用正常飲食。一般可選用的食物，如米湯、去油清湯、過濾果汁、稀藕粉、蜂蜜水、運動飲料等。需注意的是，此飲食因為無法提供足夠的營養，故不建議使用超過 2 天以上。

✽低渣飲食

　　接下來進展至低渣飲食，低渣飲食為一過度時期飲食，可減少排便的頻率與體積，以促使傷口復原，其飲食原則如下：

1. 以均衡飲食為基礎，選擇纖維含量低、避免在腸道留下多量殘渣的食物。
2. 選擇去筋去皮的肉類、精緻的五穀類，蔬菜以瓜類及過濾蔬菜汁取代，水果以過濾的果汁取代，牛奶及奶製品應避免。
3. 採用可使食物柔軟的烹調方式，如裹上蛋汁或太白粉後再料理，並避免油炸、油煎及刺激食物。
4. 適量增加水分的攝取，以防止便祕的發生。
5. 視情況補充礦物質及維生素。

低渣食物選擇表

食物種類	手術後 1～2 個月內可選擇	手術 2 個月後可選擇
奶類及其製品	無	各式奶類及其製品
主食類	所有精緻穀類及其製品，如米飯、麵條、土司等	全穀類及其製品，如糙米、麥麩、燕麥、玉米、全麥麵包、麩皮麵包等。根莖類食品，如甘薯、芋頭等。乾豆類，如綠豆、紅豆等
蔬菜類	各種過濾蔬菜汁、去皮去籽的成熟瓜類、洋菇、嫩的葉菜類等	粗纖維多的蔬菜，如竹筍、芹菜等。蔬菜的梗、莖及老葉，未烹調的蔬菜
水果類	各種過濾果汁，纖維少、且去皮去籽的水果，如木瓜、哈密瓜、西瓜、香瓜、蓮霧、水梨等	未過濾果汁、高纖維水果，如棗子、黑棗、番石榴等
豆類及其製品	加工精緻的豆製品，如豆漿、豆花、豆腐、豆乾等	油炸過的豆製品及未加工的豆類，如黃豆
蛋類	除了油炸、煎外，其他各種烹調法製作的各種蛋類	煎蛋、荷包蛋、滷製過久的硬蛋

(續)

食物種類	手術後 1～2 個月內可選擇	手術 2 個月後可選擇
肉、魚類	去皮去筋的肉、魚	包括未去皮去筋的肉、魚類,油炸油煎的肉、魚類,雞胗、鴨胗、牛筋等
油脂類		堅果類
點心類	清蛋糕、餅乾	加水果、乾果的蛋糕及派,沙琪瑪,綠豆糕,八寶飯等
其他		刺激性調味品,如辣椒、大蒜、胡椒、加果粒的果醬、蜜餞

資料來源:行政院衛生署「臨床營養工作手冊」

❀均衡飲食原則

當腸道功能恢復正常後,建議採用均衡飲食。

1. 均衡攝取六大類食物。每日都應該由五穀根莖類、奶類、蛋豆魚肉類、油脂類、蔬菜類及水果類等六大類食物中,依據個人體型及活動消耗,選用合適的分量,且定食定量,不偏食、不暴飲暴食。

2. 三餐以五穀為主食。

3. 選用高纖飲食(若有腸道狹窄、嚴重脹氣則不宜)。

4. 少油、少鹽、少糖。

5. 多攝取鈣質豐富的食物。

6. 多喝白開水。

7. 飲酒要節制。

　　少數大腸癌患者因腫瘤切除，無法保留肛門而需作人工肛門，或為使傷口癒合而有暫時性人工肛門的病人，其飲食應注意什麼呢？基本上，若人工肛門位於降結腸或乙狀結腸，照顧上較為簡便，只需每日灌洗一次即可，飲食的限制也少，可以攝取正常飲食。但是迴腸造口的患者，則可能因食物或細菌作用而產生不良的氣味，得避免乾豆類、青椒、花椰菜、韭菜、碳酸飲料，玉米、高麗菜、洋蔥、辛辣食物等。

　　除了避免容易產氣及造成不良氣味的食物，進餐時應注意細嚼慢嚥、閉口咀嚼以盡量減少空氣攝入。部分迴腸造口病人可能因慢性腹瀉及排泄量較多，而產生電解質與水分的不平衡，需適當補充。

飲食預防

　　在預防上，建議應避免攝取高脂肪飲食，並控制體重，多吃蔬菜、水果、全穀類等富含纖維的食物。每日至少 5 份以上的蔬果，攝取足夠的鈣質、規律運動，少飲酒、抽菸，可以減少得到大腸直腸癌的機率！

更年期食譜範例

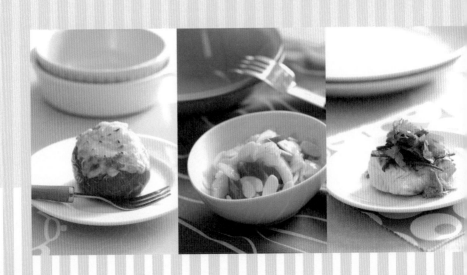

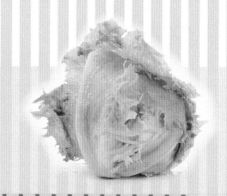

針對更年期婦女設計，利用各式食材，如黃豆製品、小魚乾、芥花油、橄欖油、核果類、高纖的五穀類、蔬果與調味料靈活應用入菜，補充所需加強的營養素。利用烤、蒸、涼拌方式烹煮食物，減少用油量。

　　所謂吃得飽，不如吃得好，吃得好，不如吃得巧。吃的正確，保持健康的生活型態，「紅顏不老，青春永駐」將不是神話。

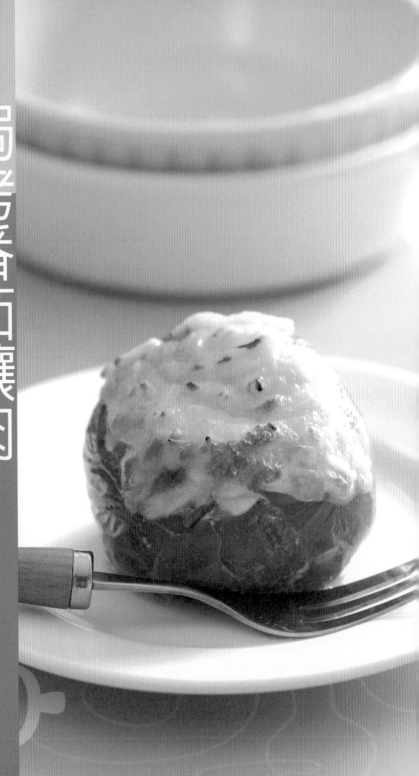

焗烤番茄釀肉

·材料·

材　料	重量(公克)	家常量
豬肉末	30	
番茄	100	
乳酪絲	10	
鹽	1	1/5 茶匙
黑胡椒	1	1/5 茶匙
太白粉	5	1 茶匙

·作法·

1 番茄洗淨，由蒂處切一小洞挖去番茄果肉，將黑胡椒、鹽加進肉末，太白粉拌勻備用。
2 將肉末填入番茄內，灑上乳酪絲，放入烤箱內，烤至肉熟即可。

營養成分

營養素	營養成分	單位
熱量	111	大卡
蛋白質	9	公克
醣類	12	公克
脂肪	3	公克
鈉	421	毫克
膳食纖維	1	公克
膽固醇	26	毫克

◆營養師叮嚀

乳酪為鮮乳提煉，含有豐富的蛋白質、鈣質及維生素 B 群。

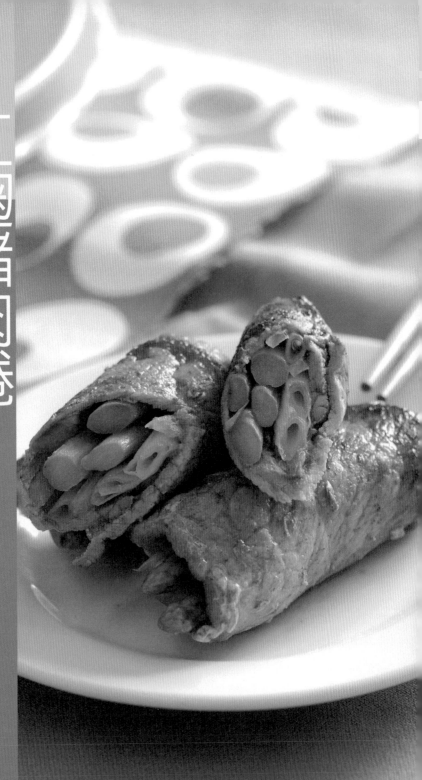

紅麴豬肉捲

材　料	重量(公克)	家常量
里肌肉	60	
洋蔥	10	
蘆筍	30	
紅麴醬	5	1 茶匙
橄欖油	5	1 茶匙

· 作法 ·

① 里肌肉切薄片、洋蔥切絲、蘆筍洗淨切段備用。
② 里肌肉拌入紅麴醬醃 20 分鐘。
③ 取一片里肌肉攤平，肉中放一段蘆筍、洋蔥後捲起包好。
④ 橄欖油入鍋燒熱，再將肉捲入鍋煎熟即起鍋。

· 營養 成分 ·

營養素	營養成分	單位
熱量	132	大卡
蛋白質	13	公克
醣類	6	公克
脂肪	7	公克
鈉	135	毫克
膳食纖維	1	公克
膽固醇	36	毫克

◆營養師叮嚀

　1.紅麴具有降低膽固醇的作用素，因此對於心血管有益。
　2.市售紅麴醬含鹽量高，應酌量食用。

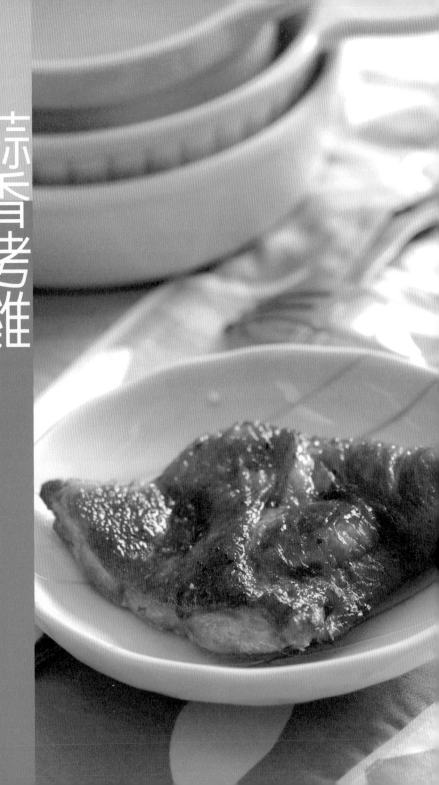

更年期食譜範例

蒜香烤雞

· 材料 ·

材　料	重量(公克)	家常量
雞腿肉	60	
蒜頭	5	
醬油膏	5	1 茶匙
糖	3	1/5 茶匙
黑胡椒	3	3/5 茶匙

· 作法 ·

① 雞腿肉加入蒜頭、黑胡椒、醬油膏、糖醃片刻，備用。

② 將雞肉包入錫箔紙內，放進烤箱 180℃，烤 20 分鐘即可。

· 營養 成分 ·

營養素	營養成分	單位
熱量	96	大卡
蛋白質	12	公克
醣類	3	公克
脂肪	4	公克
鈉	274	毫克
膳食纖維	1	公克
膽固醇	48	毫克

◆營養師叮嚀

家庭用小烤箱如果沒有溫度顯示裝置，先中火將雞肉烤熟，再高溫烤到外皮顏色加深。但不宜烤太久，會使雞肉變硬或烤焦。

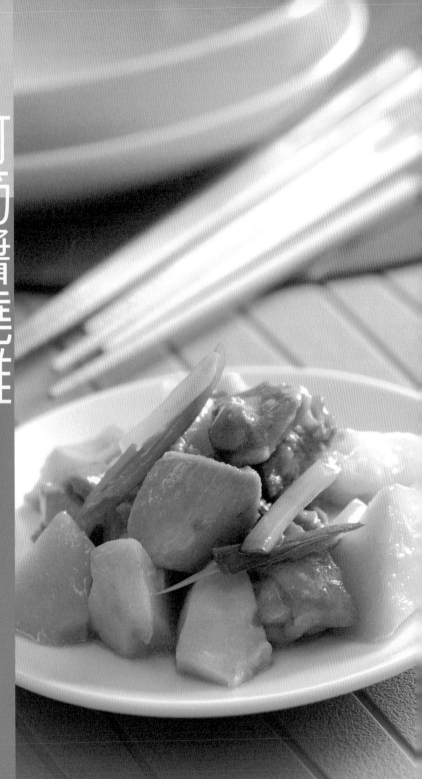

竹筍醬燒雞

材料

材　料	重量(公克)	家常量
竹筍	80	
雞腿丁	60	
蔥段	5	
醬油	5	1茶匙
糖	5	1茶匙

作法

① 雞腿丁、竹筍切塊汆燙備用。

② 油鍋燒熱，炒香蔥段，入雞塊炒至肉轉為白色，加竹筍、醬油、糖，以及少許水，小火煮至水收乾即可。

營養成分

營養素	營養成分	單位
熱量	93	大卡
蛋白質	16	公克
醣類	6	公克
脂肪	1	公克
鈉	224	毫克
膳食纖維	2	公克
膽固醇	43	毫克

◆營養師叮嚀

1. 竹筍不僅熱量低，並有豐富的膳食纖維，可防止便祕。

2. 竹筍可做湯或炒，味道皆鮮美。

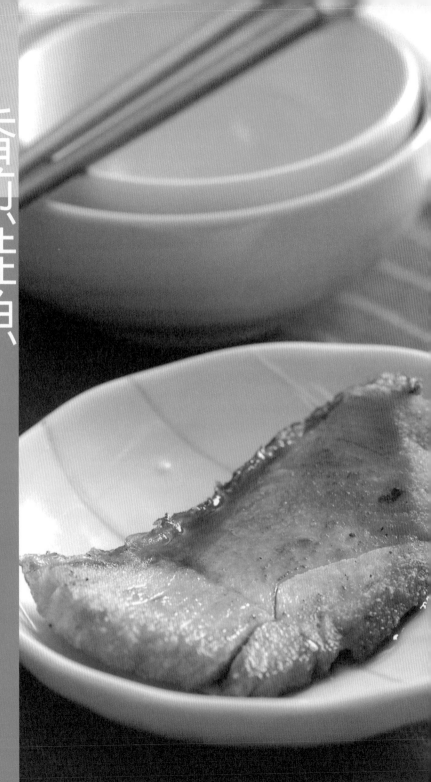

香煎鮭魚

· 材料 ·

材　料	重量(公克)	家常量
鮭魚	60	
柴魚醬油	5	1茶匙
酒	5	1茶匙

· 作法 ·

① 鮭魚加料酒醃片刻。
② 魚放入平底鍋用小火煎熟，淋上柴魚醬油即可。

營養成分

營養素	營養成分	單位
熱量	150	大卡
蛋白質	12	公克
醣類	1	公克
脂肪	10	公克
鈉	273	毫克
膳食纖維	0	公克
膽固醇	36	毫克

◆營養師叮嚀
　鮭魚富含ω-3 脂肪酸（omega-3 fatty acids），是多元不飽和脂肪酸。

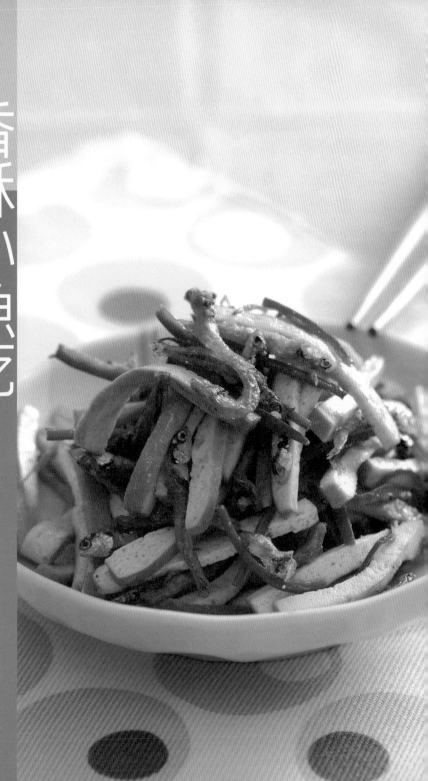

香酥小魚乾

· 材料 ·

材　料	重量(公克)	家常量
小魚乾	15	
豆乾	40	
小辣椒	5	
沙拉油	5	1 茶匙

· 作法 ·

① 小魚乾洗淨、豆乾切絲、小辣椒去籽備用。
② 油鍋燒熱，入小魚乾炒至酥脆，加入豆乾、辣椒、蔥花拌炒勻即可。

· 營養 成分 ·

營養素	營養成分	單位
熱量	174	大卡
蛋白質	18	公克
醣類	4	公克
脂肪	10	公克
鈉	443	毫克
膳食纖維	1	公克
膽固醇	100	毫克

◆營養師叮嚀
1. 小魚乾有豐富鈣質，攝取足夠鈣質有穩定血壓與維持骨骼健康等功能。
2. 小魚乾本身已有鹹味不需再加鹽調味，避免攝取太多鈉鹽。

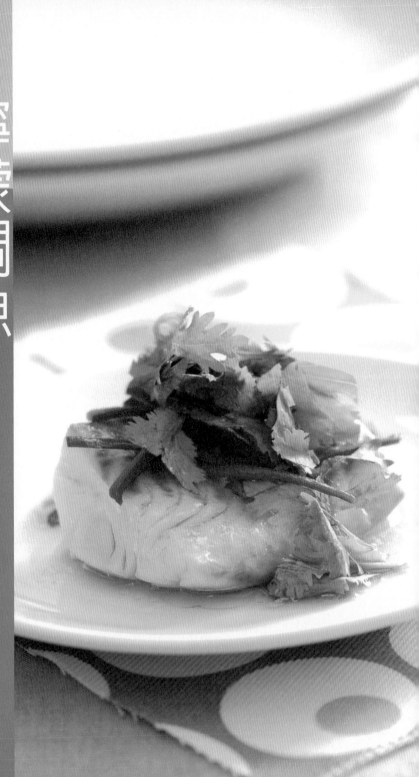

檸檬鯛魚

・材料・

材　料	重量(公克)	家常量
鯛魚	60	
檸檬汁	15 c.c.	1 湯匙
香菜	5	
小紅椒	3	
魚露	2	2/5 茶匙
芥花油	5	1 茶匙

・作法・

① 鯛魚切塊、小紅椒去籽切絲備用。
② 鯛魚放魚盤上，將調味料魚露、芥花油淋在魚肉上，並以大火蒸熟，起鍋前灑香菜、淋檸檬汁、用小紅椒裝飾即可。

・營養成分・

營養素	營養成分	單位
熱量	110	大卡
蛋白質	12	公克
醣類	2	公克
脂肪	6	公克
鈉	133	毫克
膳食纖維	0	公克
膽固醇	39	毫克

◆營養師叮嚀
1. 魚露是南洋料理中最常用的調味料，有特殊味道而且鹹，加入一點點就可以了。
2. 芥花油含單元不飽和脂肪酸高，其中必需脂肪酸如亞麻油酸、次亞麻油酸均含量豐富。

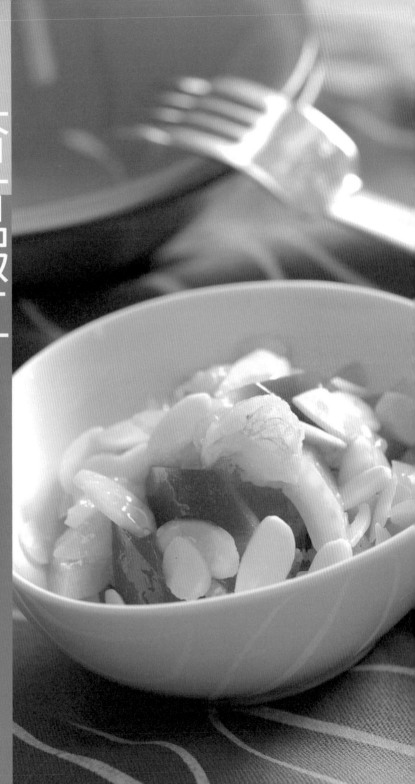

更年期食譜範例

杏片蝦仁

材　料	重量(公克)	家常量
蝦仁	30	
杏片	10	
甜椒	30	
西芹	40	
橄欖油	5	1 茶匙
鹽	1	1/5 茶匙

· 作法 ·

❶ 芹菜洗淨去粗纖維、甜椒洗淨切片、蝦仁去腸泥洗淨備用。

❷ 油鍋燒熱，入蝦仁、西芹、紅椒，炒至蝦仁變色，加鹽調味灑上杏仁片，即可起鍋。

營養成分

營養素	營養成分	單位
熱量	142	大卡
蛋白質	7	公克
醣類	4	公克
脂肪	11	公克
鈉	657	毫克
膳食纖維	2	公克
膽固醇	57	毫克

◆營養師叮嚀

核果類包括花生、核桃、松子、杏仁等，含有維生素A及C、鐵、鈣、蛋白質、膳食纖維與不飽和脂肪酸，具預防心血管疾病的功能。

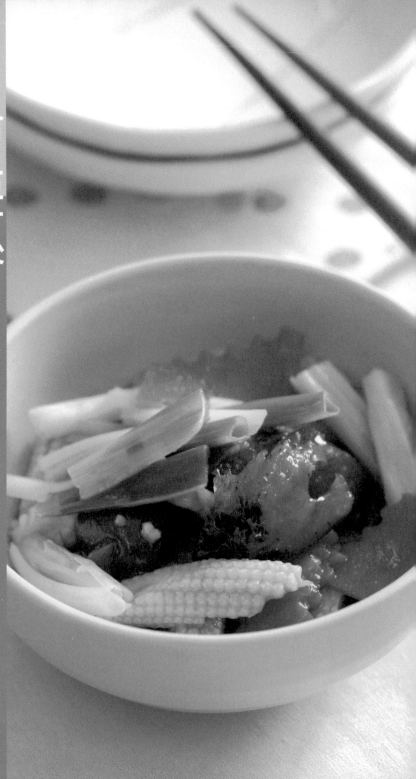

燴海參

材　料	重量(公克)	家常量
海參	60	
胡蘿蔔	10	
玉米筍	30	
蔥段	2	
香菇(乾)	10	
醬油	5	1茶匙
糖	5	1茶匙
油	5	1茶匙

作法

1. 海參去內臟洗淨，胡蘿蔔、玉米筍、香菇溫水泡軟，均切片備用。
2. 鍋入油燒熱，爆香蔥段，加進海參片、胡蘿蔔片、玉米筍片、香菇片，最後放調味料拌勻，煮熟即可。

營養成分

營養素	營養成分	單位
熱量	105	大卡
蛋白質	6	公克
醣類	9	公克
脂肪	5	公克
鈉	317	毫克
膳食纖維	1	公克
膽固醇	0	毫克

◆營養師叮嚀

1. 海參肉質細嫩、富有彈性、鮮美爽口，是一種低脂肪的食品，每100公克溼海參只有28大卡熱量，脂肪含量0.1公克，其含膽固醇極低。
2. 選購海參時，以體大、肉厚、無泥沙者為佳。

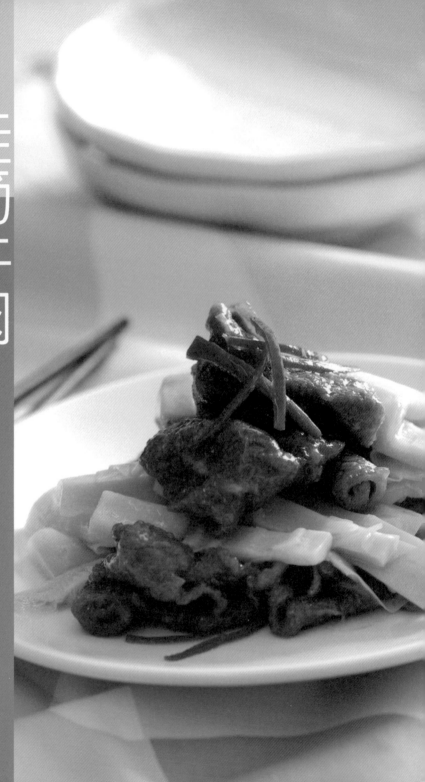

●更年期食譜範例

桂筍牛肉

·材料·

材　料	重量(公克)	家常量
桂筍	50	
牛肉	40	
紅辣椒	2	
太白粉	5	1茶匙
橄欖油	5	1茶匙
鹽	1	1/5茶匙

·作法·

❶ 牛柳切片，太白粉拌勻，紅辣椒切末、桂竹筍切小段汆燙備用。

❷ 油鍋燒熱，牛柳入鍋炒熟，再入桂竹筍、紅辣椒及調味料拌勻即可。

營養成分

營養素	營養成分	單位
熱量	119	大卡
蛋白質	8	公克
醣類	8	公克
脂肪	7	公克
鈉	429	毫克
膳食纖維	41	公克
膽固醇	2	毫克

◆營養師叮嚀

1. 橄欖油含單元不飽和脂肪酸比例高。
2. 地中海地區多用橄欖油烹調，罹患心血管疾病者比例明顯較低，與食用橄欖油有關。

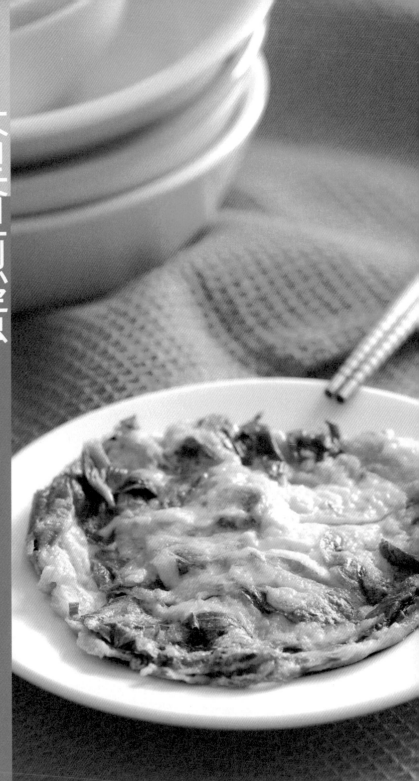

塔香煎蛋

·材料·

材　料	重量(公克)	家常量
雞蛋	90 (1 顆)	
九層塔	5	
橄欖油	5	1 茶匙
鹽	1	1/5 茶匙

·作法·

① 雞蛋加鹽打散、九層塔取嫩葉洗淨備用。
② 油燒熱加入蛋液炒至蛋半凝固，入九層塔拌炒即可起鍋。

營養成分

營養素	營養成分	單位
熱量	175	大卡
蛋白質	11	公克
醣類	1	公克
脂肪	14	公克
鈉	522	毫克
膳食纖維	0	公克
膽固醇	390	毫克

◆營養師叮嚀

九層塔的風味獨特，調味時以新鮮為佳，煮得過熟，香味極易揮發，因此在烹調時，最好於菜起鍋前拌入，可保持翠綠的顏色。

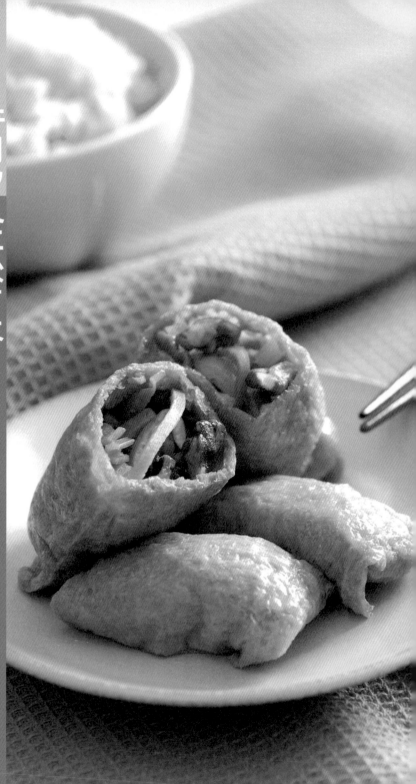

腐皮素菜

·材料·

材　料	重量(公克)	家常量
胡蘿蔔	20	
木耳	15	
芹菜	30	
豆乾	5	
核桃	10	
壽司豆皮	60	
橄欖油	5	1 茶匙
鹽	1	1/5 茶匙
柴魚醬油	5	1 茶匙

·作法·

① 胡蘿蔔、木耳、豆乾切絲及汆燙，芹菜切小段備用。

② 熱鍋後放橄欖油，先炒熟胡蘿蔔、木耳、豆乾，再加入芹菜、調味料拌勻，起鍋備用。

③ 核桃烤香、壽司豆皮加柴魚醬油煮入味後放涼備用。

④ 將炒好材料填入豆皮壽司，放核桃於做好的壽司上即可。

·營養成分·

營養素	營養成分	單位
熱量	225	大卡
蛋白質	18	公克
醣類	7	公克
脂肪	15	公克
鈉	712	毫克
膳食纖維	3	公克
膽固醇	0	毫克

◆ 營養師叮嚀

核桃的ω-3脂肪酸（omega-3 fatty acids）含量高，是多元不飽和脂肪酸。

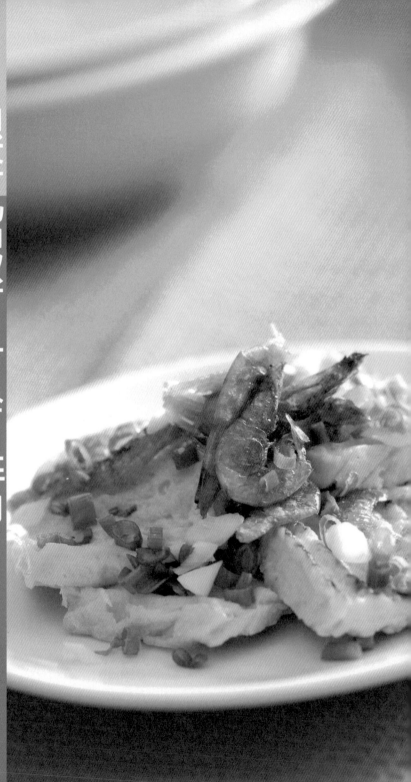

櫻花蝦百頁豆腐

材　料	重量(公克)	家常量
百頁豆腐	60	
櫻花蝦	10	
蔥	5	
鹽	1	1/5 茶匙
橄欖油	5	1 茶匙

· 作法 ·

① 百頁豆腐洗淨切片、蔥切成蔥花備用。
② 油鍋燒熱將櫻花蝦炒酥。
③ 百頁豆腐煎黃，加入調味料、櫻花蝦拌勻，灑上蔥花即可。

· 營養 成分 ·

營養素	營養成分	單位
熱量	199	大卡
蛋白質	14	公克
醣類	2	公克
脂肪	15	公克
鈉	973	毫克
膳食纖維	0	公克
膽固醇	65	毫克

◆營養師叮嚀
1. 櫻花蝦，外殼細薄柔軟，富含鈣、磷，為骨質重要的成分，是小孩及老人良好鈣的來源
2. 炸櫻花蝦時，因為蝦子體積小，油溫應控制好，才不會炸得過焦或不酥脆。
3. 亦可買即食的櫻花蝦，免去油炸步驟，但含鈉量較高，需參考營養標示，酌量食用。

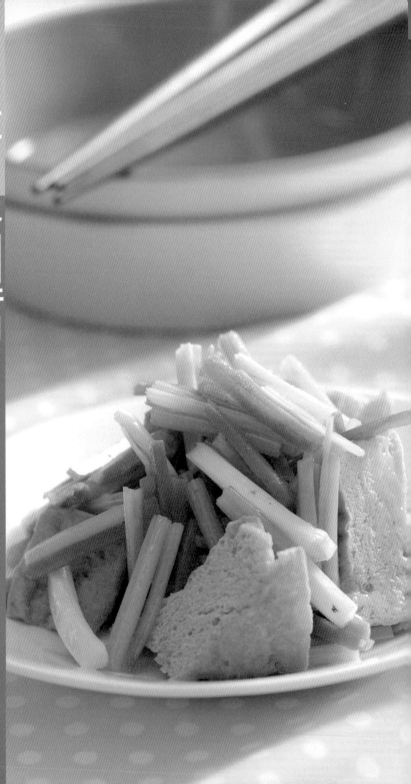

芹菜油腐

材　料	重量(公克)	家常量
油豆腐	60	
胡蘿蔔	20	
芹菜	40	
蔥	5	
橄欖油	5	1 茶匙
鹽	1	1/5 茶匙

· 作法 ·

① 油豆腐、胡蘿蔔洗淨切片，芹菜、蔥洗淨切段後備用。

② 油鍋燒熱入蔥段炒香，在下油豆腐炒略金黃色後，將全部材料及鹽下鍋拌勻，煮熟即可。

· 營養成分 ·

營養素	營養成分	單位
熱量	144	大卡
蛋白質	8	公克
醣類	4	公克
脂肪	11	公克
鈉	431	毫克
膳食纖維	2	公克
膽固醇	0	毫克

◆營養師叮嚀

芹菜含β胡蘿蔔素，可在人體內轉換成維生素 A。

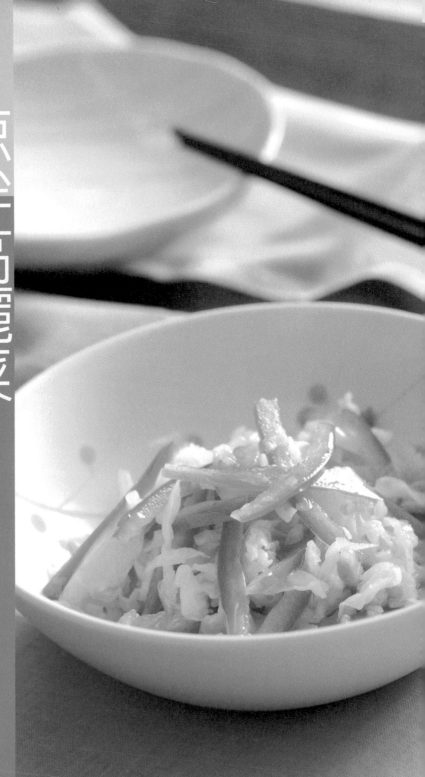

涼拌高麗菜

·材料·

材　料	重量(公克)	家常量
高麗菜	80	
紅甜椒	20	
米醋	5	
糖	5	1 茶匙
鹽	1	1/5 茶匙
麻油	5	1 茶匙

·作法·

① 高麗菜洗淨切絲，加鹽醃片刻，擠乾水分；紅甜椒切絲備用。

② 處理好的高麗菜及甜椒拌入調味料醃 10 分鐘，最後淋上麻油即可。

營養成分

營養素	營養成分	單位
熱量	69	大卡
蛋白質	1	公克
醣類	5	公克
脂肪	5	公克
鈉	419	毫克
膳食纖維	1	公克
膽固醇	0	毫克

◆營養師叮嚀

麻油為芝麻提煉出來的油脂，有特殊濃厚的香味，用少量即可。

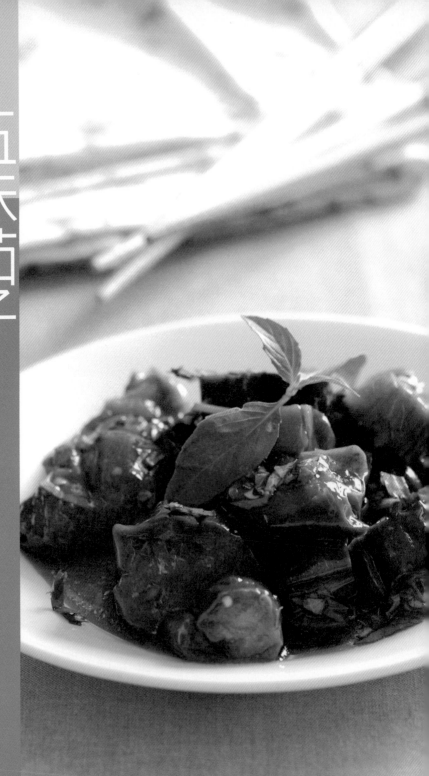

五味茄子

·材料·

材 料	重量(公克)	家常量
茄子	100	
薑	3	
蒜	3	
九層塔	5	
糖	5	1茶匙
醬油膏	5	1茶匙
麻油	5	1茶匙

·作法·

❶ 茄子洗淨切小段，蒸熟備用。
❷ 薑、蒜、九層塔切末，拌入醬油膏、糖、麻油即成醬汁，淋於茄子上即可。

·營養成分·

營養素	營養成分	單位
熱量	97	大卡
蛋白質	2	公克
醣類	11	公克
脂肪	5	公克
鈉	206	毫克
膳食纖維	2	公克
膽固醇	0	毫克

◆營養師叮嚀

1. 茄子含有豐富的黃酮類化合物，可增加血管彈性，對心血管有益。
2. 烹調茄子不用油炸方式，而在蒸熟後涼拌風味佳，可以避免攝入過多油脂。

女性更年期營養與保健 133

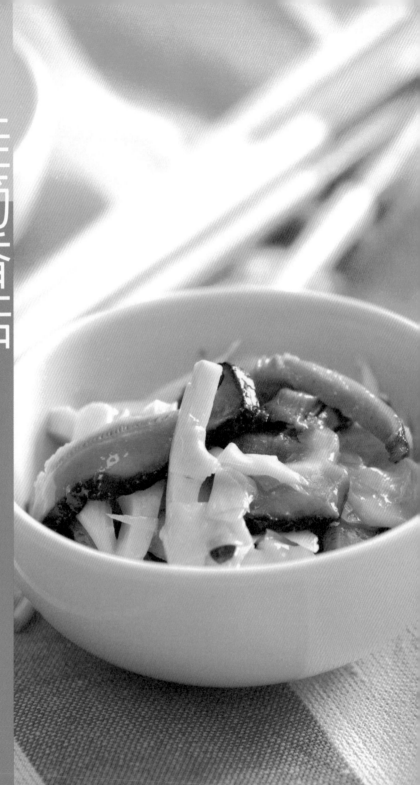

桂筍香菇

· 材料 ·

材　料	重量(公克)	家常量
桂筍	50	
香菇	20	
醬油膏	5	
糖	5	1茶匙
橄欖油	5	1茶匙

· 作法 ·

❶ 桂筍洗淨切段、香菇泡軟切絲備用。
❷ 油鍋燒熱，入香菇絲炒香後再放桂筍、醬油、糖調味即可。

· 營養
成分 ·

營養素	營養成分	單位
熱量	97	大卡
蛋白質	2	公克
醣類	11	公克
脂肪	5	公克
鈉	242	毫克
膳食纖維	1	公克
膽固醇	0	毫克

◆營養師叮嚀

香菇含有多種礦物質及纖維質，所含的麥角固醇為維生素D先質，攝取後經日照可轉化成維生素D，而維生素D能協助鈣、磷的吸收。

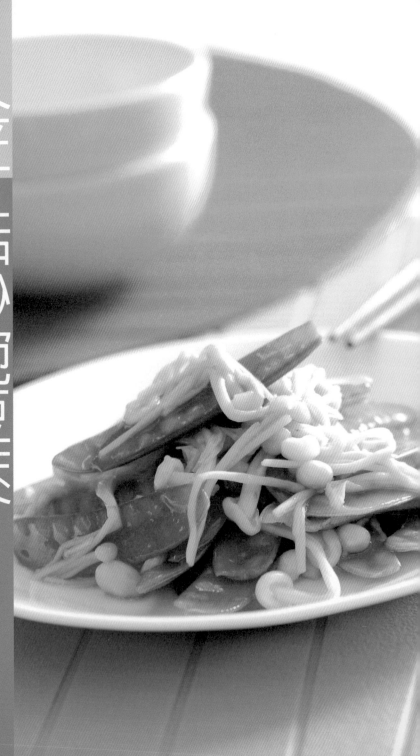

●更年期食譜範例

金針菇炒豌豆莢

·材料·

材　料	重量(公克)	家常量
豌豆莢	80	
金針菇	50	
葵花油	5	1 茶匙
鹽	1	1/5 茶匙

·作法·

① 豌豆莢去莖洗淨、金針菇去根部切小段，洗淨後備用。
② 油鍋燒熱，材料全部下鍋炒熟加鹽調味即可。

·營養成分·

營養素	營養成分	單位
熱量	101	大卡
蛋白質	4	公克
醣類	10	公克
脂肪	5	公克
鈉	407	毫克
膳食纖維	4	公克
膽固醇	0	毫克

◆營養師叮嚀
　豆莢類是水溶性纖維的良好來源，可降低膽固醇。

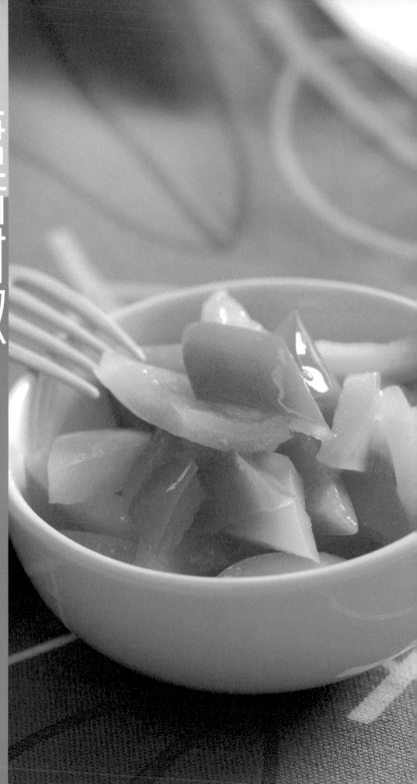

糖醋甜椒

材料

材　料	重量(公克)	家常量
紅甜椒	50	
黃甜椒	50	
糖	5	1茶匙
橄欖油	5	1茶匙
醋	5	1茶匙

作法

① 甜椒洗淨切片備用。
② 鍋入油燒熱，放進甜椒炒軟後，加糖、醋煮入味即可起鍋。

營養成分

營養素	營養成分	單位
熱量	71	大卡
蛋白質	8	公克
醣類	8	公克
鈉	429	毫克
膳食纖維	1	公克
膽固醇	24	毫克

◆營養師叮嚀
　1.甜椒富含維生素C，為天然抗氧化劑。
　2.甜椒屬產氣食物，易脹氣者適量攝取。

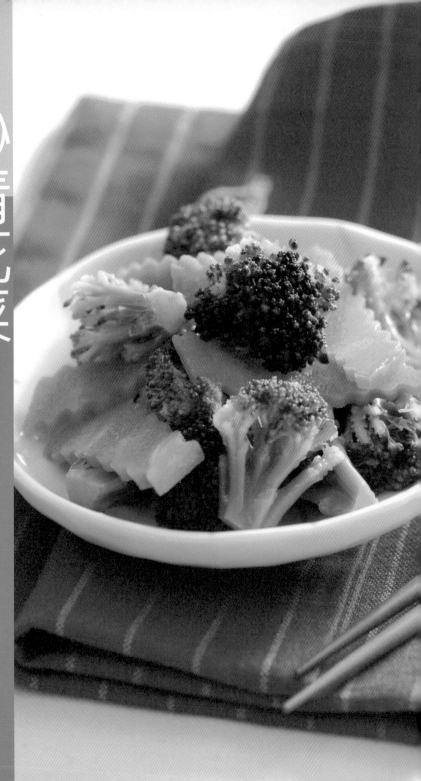

●更年期食譜範例

炒青花菜

·材料·

材　料	重量(公克)	家常量
青花菜	100	
胡蘿蔔	20	
沙拉油	5	1 茶匙
鹽	1	1/5 茶匙

·作法·

① 青花菜洗淨切小朵、胡蘿蔔洗淨去皮切片備用。
② 鍋熱入油，放進青花菜及胡蘿蔔炒軟，加鹽拌勻即可起鍋。

營養成分

營養素	營養成分	單位
熱量	81	大卡
蛋白質	13	公克
醣類	6	公克
脂肪	5	公克
鈉	23	毫克
膳食纖維	3	公克
膽固醇	0	毫克

◆營養師叮嚀

青花菜屬於十字花科植物，含有豐富的胡蘿蔔素、維生素 B 群及 C、鈣等，是保健蔬菜。

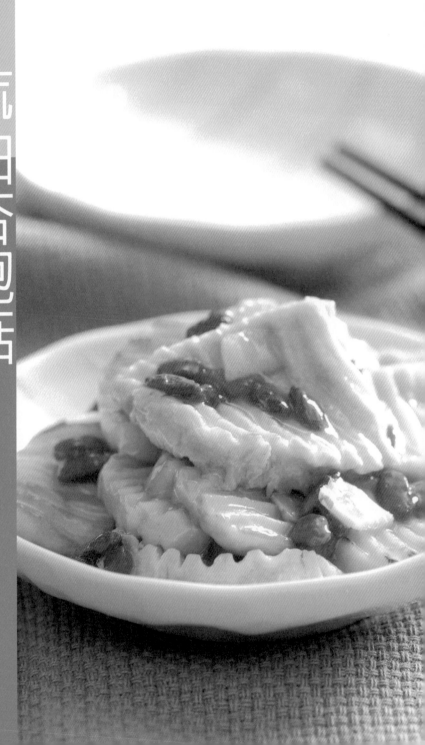

麻油杏鮑菇

材　料	重量(公克)	家常量
百頁豆腐	40	
杏鮑菇	50	
薑	5	
枸杞	5	
米酒	10	2茶匙
麻油	10	2茶匙
鹽	1	1/5茶匙

· 作法 ·

① 百頁豆腐、杏鮑菇、薑洗淨切片備用。
② 鍋熱入麻油，炒香薑片，將豆腐下鍋略煎，放進杏鮑菇、米酒、鹽拌勻煮熟即可。

· 營養成分 ·

營養素	營養成分	單位
熱量	139	大卡
蛋白質	4	公克
醣類	6	公克
脂肪	11	公克
鈉	425	毫克
膳食纖維	1	公克
膽固醇	0	毫克

◆營養師叮嚀
　1.杏鮑菇富含多種維生素、纖維質，低脂肪，富含多醣體。
　2.其口感似鮑魚，且具杏仁味，因此稱杏鮑菇。

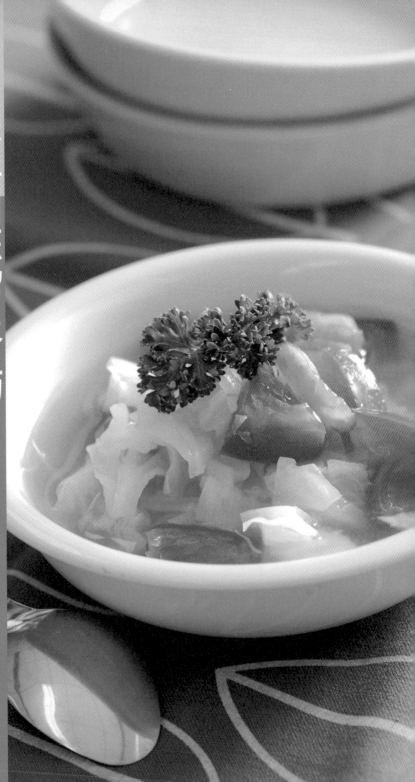

番茄蔬菜湯

材料

材　料	重量(公克)	家常量
番茄	30	
高麗菜	50	
胡蘿蔔	30	
馬鈴薯	25	
洋蔥	30	
巴西利	5	
黑胡椒	2	2/5 茶匙
橄欖油	5	1 茶匙
鹽	1	1/5 茶匙

作法

❶ 將全部蔬菜洗淨、切塊備用。
❷ 全部蔬菜放入鍋中加水蓋過材料，小火煮至蔬菜
　軟後調味、淋上橄欖油即可。

營養成分

營養素	營養成分	單位
熱量	114	大卡
蛋白質	2	公克
醣類	13	公克
脂肪	5	公克
鈉	36	毫克
膳食纖維	2	公克
膽固醇	0	毫克

◆營養師叮嚀

番茄除了含有膳食纖維，並有豐富的茄紅素，經烹調加熱後，茄紅素有
較好的吸收效果。

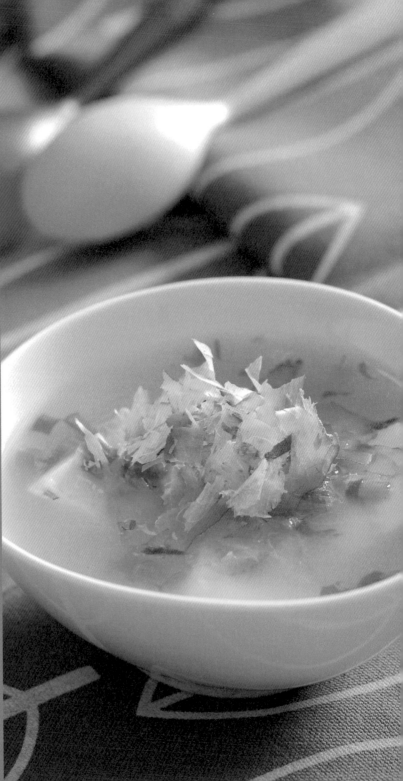

材　料	重量(公克)	家常量
豆腐	40	
柴魚	2	
味噌	5	1 茶匙
蔥	3	

· 作法 ·

① 豆腐切小塊、蔥切珠花備用。
② 水燒熱，入味噌攪勻，再放豆腐；水煮開後，灑進蔥花、柴魚片即可。

· 營養 成分 ·

營養素	營養成分	單位
熱量	58	大卡
蛋白質	6	公克
醣類	4	公克
脂肪	2	公克
鈉	199	毫克
膳食纖維	0	公克
膽固醇	5	毫克

◆營養師叮嚀

1. 味噌為黃豆製品，豆類中的大豆異黃酮被稱為「植物性雌激素」。
2. 味噌鈉含量偏高，飲食上必須限鈉的高血壓患者及腎功能不良者，需酌量攝取。

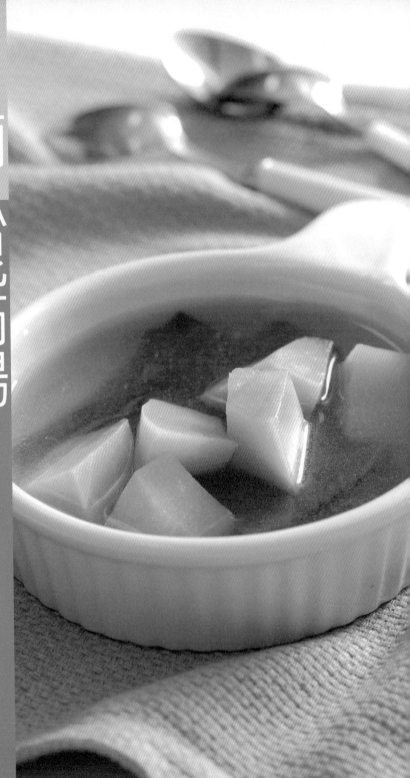

南瓜昆布湯

●更年期食譜範例

· 材料 ·

材　料	重量(公克)	家常量
南瓜	50	
昆布	20	
鹽	1	1/5 茶匙

· 作法 ·

① 南瓜洗淨、去皮切塊，昆布洗淨備用。
② 水燒開，入南瓜、昆布同煮。
③ 待南瓜煮到鬆軟，加鹽調味即可起鍋。

營養
成分

營養素	營養成分	單位
熱量	36	大卡
蛋白質	1	公克
醣類	8	公克
脂肪	0	公克
鈉	122	毫克
膳食纖維	1	公克
膽固醇	0	毫克

◆營養師叮嚀
1.昆布可供煮湯、炒食或涼拌。烹調或涼拌時放幾滴醋，不但可以調味，也能使昆布更加柔軟可口。
2.南瓜含有β胡蘿蔔素、鋅等。

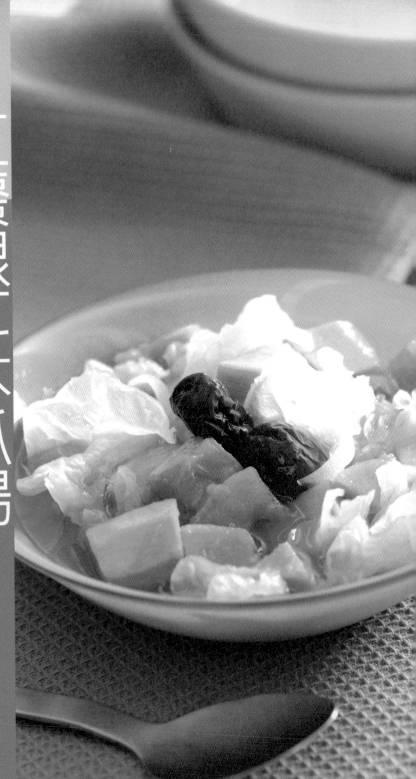

紅棗銀耳木瓜湯

材　料	重量(公克)	家常量
銀耳	5	
紅棗	5	
木瓜	80	
糖	3	3/5 茶匙

·作法·

1. 銀耳洗淨、切小塊、去硬蒂，紅棗洗淨、木瓜切塊備用。
2. 240 c.c.的水入白木耳、紅棗煮沸之後，加糖拌勻放涼。
3. 木瓜放入銀耳湯中即成。

·營養成分·

營養素	營養成分	單位
熱量	80	大卡
蛋白質	1	公克
醣類	19	公克
脂肪	0	公克
鈉	5	毫克
膳食纖維	2	公克
膽固醇	0	毫克

◆營養師叮嚀

1. 白木耳又稱銀耳、雪耳，含有豐富膠質、多醣體、膳食纖維。
2. 用冰糖、蜂蜜、代糖取代白糖，夏日可加入冰塊，成為消暑甜湯。

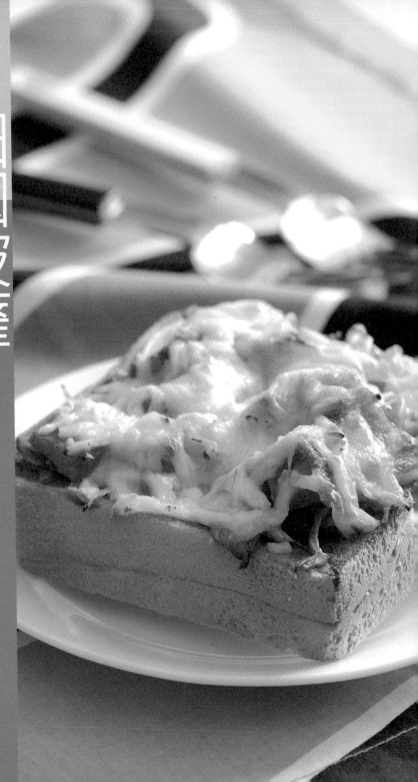

田園披薩

材　料	重量(公克)	家常量
番茄	20	
洋菇	15	
洋蔥	20	
青椒	15	
培根	25	
厚片土司	75	
乳酪絲	10	
番茄醬	5	1 茶匙

· 作法 ·

① 番茄切片，洋菇、洋蔥、青椒切絲備用。

② 培根切片先煎熟。

③ 厚片土司先抹番茄醬，再鋪上全部蔬菜與培根，灑披薩司入烤箱烤至乳酪絲熔化即可。

· 營養 成分

營養素	營養成分	單位
熱量	362	大卡
蛋白質	15	公克
醣類	44	公克
脂肪	14	公克
鈉	687	毫克
膳食纖維	4	公克
膽固醇	22	毫克

◆營養師叮嚀

1. 番茄含「番茄紅素」，是存在於番茄果肉中細胞質內的一種抗氧化劑，這類色素和其他的胡蘿蔔素（carotenes），總稱為類胡蘿蔔素。

2. 番茄紅素蘊藏在細胞質中，經過加油烹煮，破壞其細胞壁，將番茄紅素釋出，使其發揮最大的效用。

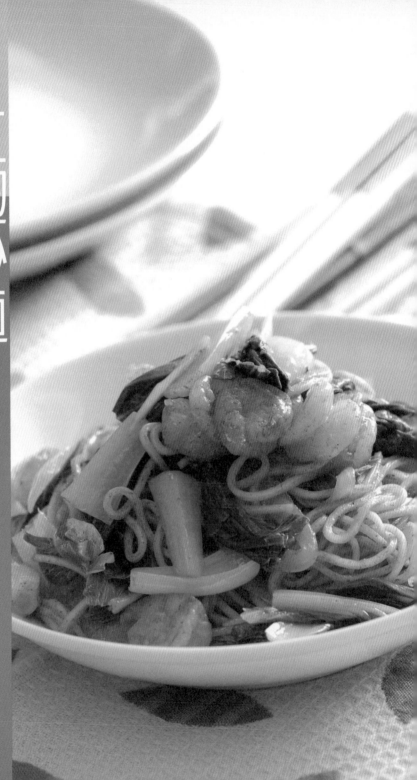

更年期食譜範例

紅麴炒麵

· 材料 ·

材　料	重量(公克)	家常量
白麵條	90	
蝦仁	30	
洋蔥	30	
青江菜	80	
紅麴醬	5	1 茶匙
橄欖油	10	2 茶匙

· 作法 ·

① 麵條煮熟、蝦仁洗淨、洋蔥切絲、青江菜切段後備用。

② 油入鍋燒熱，洋蔥炒香後再加蝦仁、青江菜、紅麴醬，以適量水炒，再放進麵條拌勻即可。

營養成分

營養素	營養成分	單位
熱量	399	大卡
蛋白質	13	公克
醣類	62	公克
脂肪	11	公克
鈉	783	毫克
膳食纖維	4	公克
膽固醇	51	毫克

◆營養師叮嚀

紅麴是以蒸煮過的米，加入紅麴菌，讓菌生長後乾燥，就是紅麴米，看起來像是紅色米。紅麴有降低血膽固醇的效果。

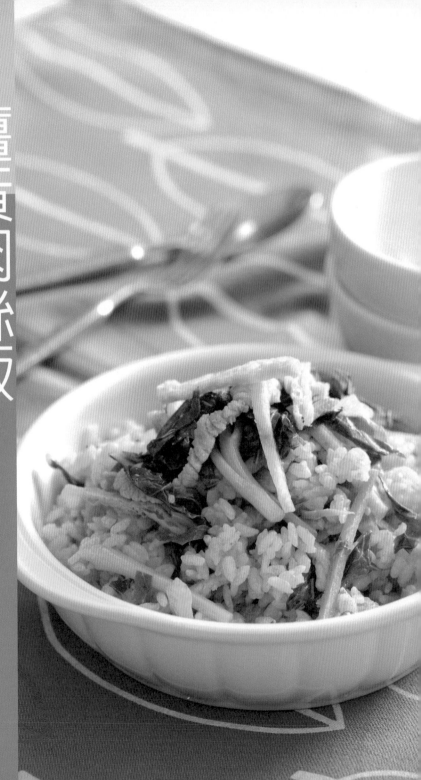

薑黃肉絲飯

●更年期食譜範例

·材料·

材　料	重量(公克)	家常量
格蘭菜	50	
胡蘿蔔	20	
腐皮絲	20	
肉絲	30	
白飯	200	
鹽	1	1/5 茶匙
沙拉油	10	2 茶匙
薑黃粉	5	1 茶匙

·作法·

① 格蘭菜、胡蘿蔔、腐皮洗淨切絲，汆燙備用。
② 油鍋燒熱，入肉絲略炒再加腐皮絲、胡蘿蔔絲，
　 薑黃粉炒香，加鹽、白飯拌勻之後，放進格蘭菜
　 即成。

營養成分

營養素	營養成分	單位
熱量	537	大卡
蛋白質	18	公克
醣類	87	公克
脂肪	13	公克
鈉	464	毫克
膳食纖維	3	公克
膽固醇	18	毫克

◆營養師叮嚀

薑黃屬薑科植物，乾燥研磨後呈金黃色，氣味辛香清淡，是咖哩使用的
重要香料之一。

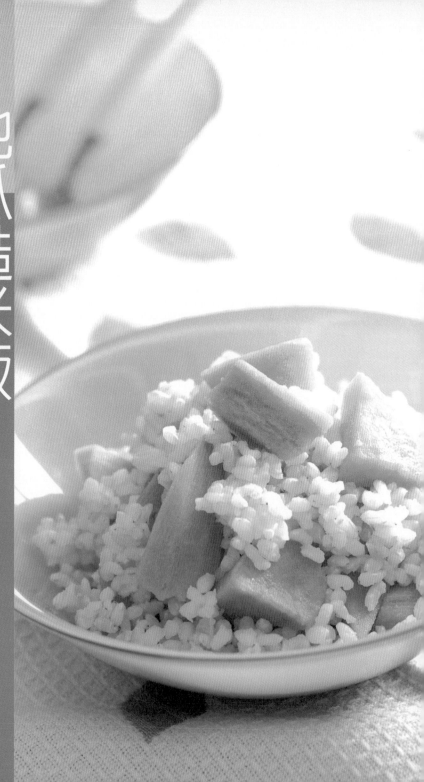

●更年期食譜範例

地瓜糙米飯

·材料·

材　料	重量(公克)	家常量
糙米	80	
地瓜	55	.

·作法·

❶ 糙米洗淨後浸泡 20 分鐘。
❷ 地瓜去皮切塊、加水，一起入電鍋蒸煮即可。

·營養·
成分

營養素	營養成分	單位
熱量	210	大卡
蛋白質	4	公克
醣類	44	公克
脂肪	2	公克
鈉	25	毫克
膳食纖維	2	公克
膽固醇	0	毫克

◆營養師叮嚀
1. 雜糧米較無黏性，煮前先浸泡水片刻，煮好後燜 15 分鐘才起鍋，口感
   較佳。
2. 地瓜屬根莖類植物，富含澱粉質、纖維質、鉀、維生素 A 及 C 等，可
   以刺激腸骨蠕動，有益大腸保健。

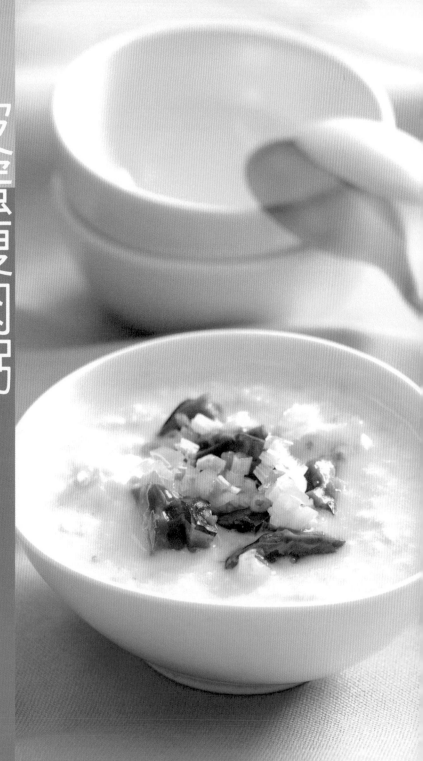

● 更年期食譜範例

皮蛋瘦肉粥

材料

材　料	重量(公克)	家常量
皮蛋	30	
稀飯	200	
燕麥片	20	
肉末	30	
蔥	5	
鹽	1	1/5 茶匙

作法

1. 皮蛋去殼、切丁備用。
2. 稀飯與燕麥片煮開，入肉末煮熟，再放進皮蛋及鹽、胡椒粉等調味料拌勻，灑上蔥花即可。

營養成分

營養素	營養成分	單位
熱量	270	大卡
蛋白質	15	公克
醣類	39	公克
脂肪	6	公克
鈉	615	毫克
膳食纖維	1	公克
膽固醇	198	毫克

◆營養師叮嚀
1. 燕麥片含β-葡聚糖（β-glucan），有降低血清膽固醇的作用。
2. 如果擔心皮蛋含有重金屬鉛，購買時查看皮蛋殼是否有黑色大小不一的斑點，若有則避免選購。

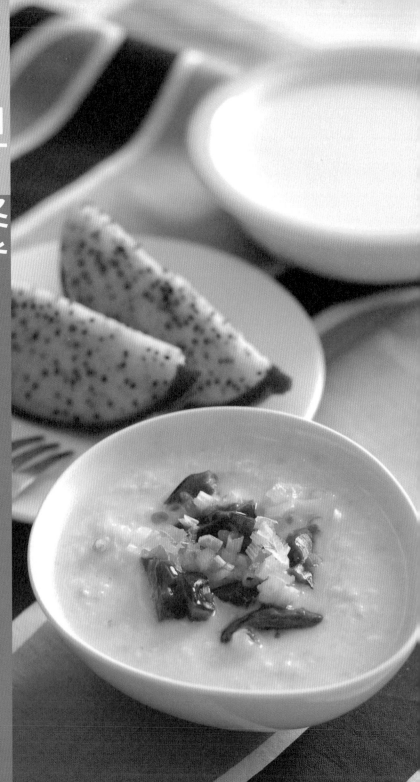

早餐

營養素	皮蛋瘦肉粥	豆　漿	火龍果	總　計
熱量 （大卡）	270	168	52	490
蛋白質 （公克）	15	7	1	23
醣類 （公克）	39	26	12	77
脂肪 （公克）	6	4	0	10
鈉 （毫克）	615	109	16	740
膳食纖維 （公克）	1	8	2	11
膽固醇 （毫克）	198	0	0	198

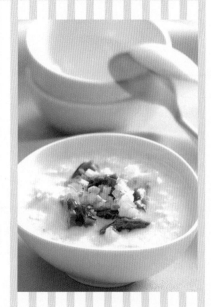

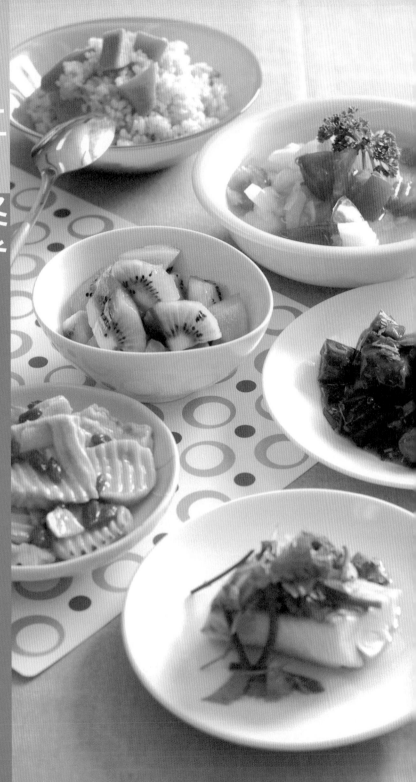

午餐

營養素	檸檬 鯛魚	五味 茄子	麻油 杏鮑菇	番茄 蔬菜湯	地瓜 糙米飯	奇異果	總 計
熱量 （大卡）	110	97	139	114	210	72	742
蛋白質 （公克）	12	2	4	2	4	2	26
醣類 （公克）	2	11	6	13	44	16	93
脂肪 （公克）	6	5	11	5	2	0	28
鈉 （毫克）	133	206	425	36	25	8	833
膳食纖維 （公克）	0	2	1	2	1	3	10
膽固醇 （毫克）	39	0	0	0	0	0	39

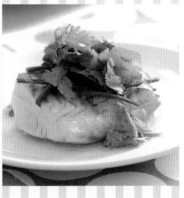

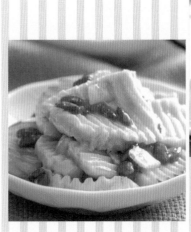

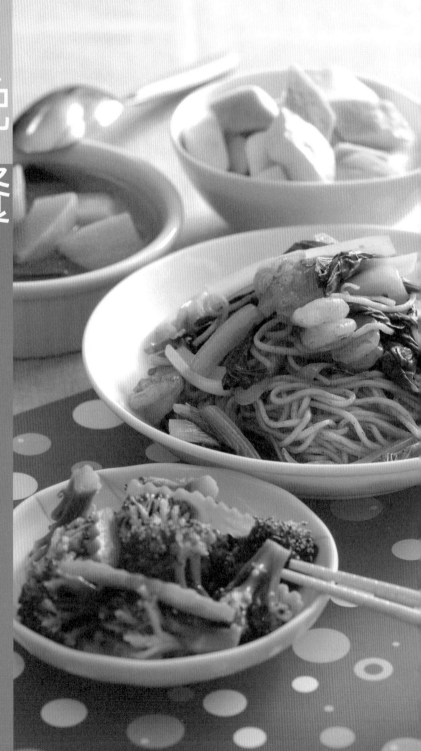

晚餐

營養素	紅麴炒麵	炒青花菜	南瓜昆布湯	芭 樂	總 計
熱量 （大卡）	399	81	36	64	580
蛋白質 （公克）	13	3	1	1	18
醣類 （公克）	62	6	8	15	91
脂肪 （公克）	11	5	0	0	16
鈉 （毫克）	783	23	122	0	928
膳食纖維 （公克）	4	3	1	2	10
膽固醇 （毫克）	51	0	0	0	51

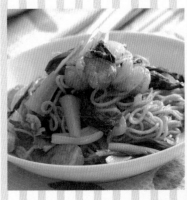

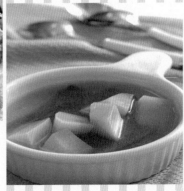

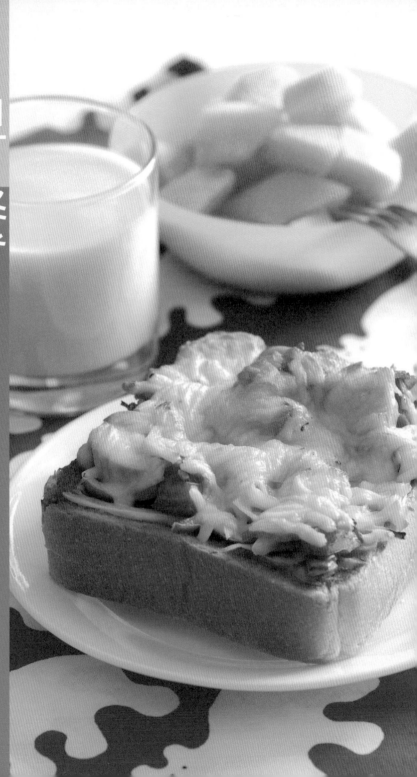

早餐

營養素	田園披薩	低脂奶	哈密瓜	總　計
熱量 （大卡）	362	103	60	525
蛋白質 （公克）	15	8	1	24
醣類 （公克）	44	11	14	69
脂肪 （公克）	14	3	0	17
鈉 （毫克）	687	263	41	991
膳食纖維 （公克）	4	0	2	6
膽固醇 （毫克）	22	14	0	36

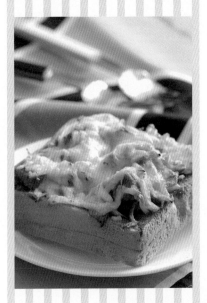

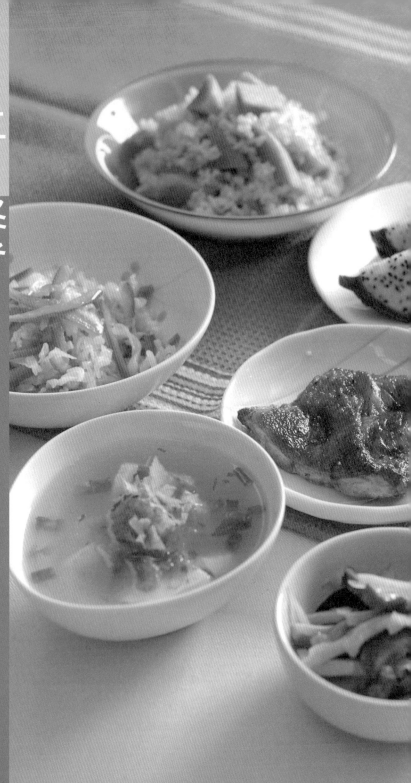

營養素	蒜香烤雞	桂筍香菇	涼拌高麗菜	地瓜糙米飯	味噌湯	火龍果	總 計
熱量（大卡）	96	97	69	210	58	52	582
蛋白質（公克）	12	2	1	4	6	1	26
醣類（公克）	3	11	5	44	4	12	79
脂肪（公克）	4	5	5	2	2	0	18
鈉（毫克）	274	242	419	25	199	16	1175
膳食纖維（公克）	1	1	1	1	0	2	6
膽固醇（毫克）	48	0	0	0	0	0	48

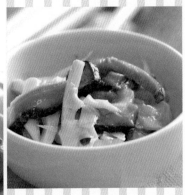

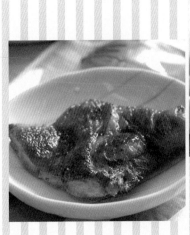

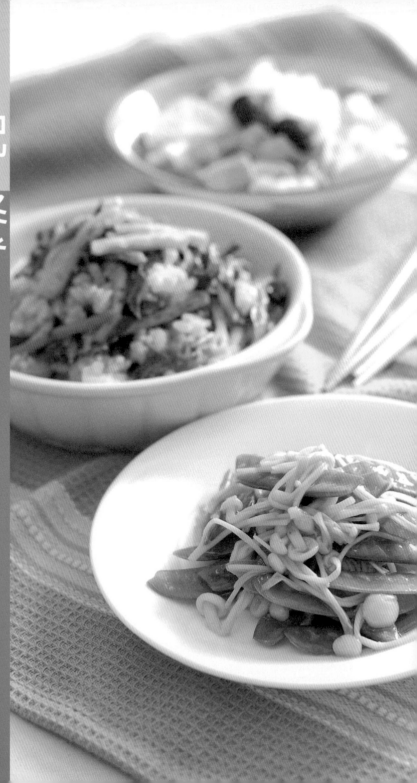

晚餐

營養素	薑黃肉絲炒飯	金針菇炒豌豆莢	紅棗銀耳木瓜湯	總　計
熱量 （大卡）	537	101	80	718
蛋白質 （公克）	18	4	1	23
醣類 （公克）	87	10	19	116
脂肪 （公克）	13	5	0	18
鈉 （毫克）	464	407	5	876
膳食纖維 （公克）	3	4	2	9
膽固醇 （毫克）	18	0	0	18

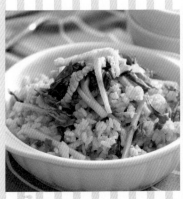

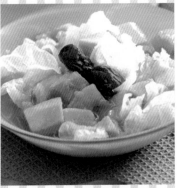

國家圖書館出版品預行編目資料

女性更年期營養與保健／楊雀戀、舒宜芳、王
　曉玫著. -- 初版.-- 臺北市：華成圖書，
　2009.10
　　面　；　公分. --（保健舖系列；A0221）

　ISBN 978-986-192-065-8（平裝）

　1.更年期　2.婦女健康　3.健康飲食　4.食
譜

417.1　　　　　　　　　　　　98015389

保健舖系列　A0221

女性更年期營養與保健

作　　　者／楊雀戀、舒宜芳、王曉玫

出版發行／ 華杏出版機構
　　　　　　華成圖書出版股份有限公司
　　　　　　http://www.farseeing.com.tw/2005/farreaching/index.php
　　　　　　台北市10059新生南路一段50-2號7樓
　　　　　　戶　　名　華成圖書出版股份有限公司
　　　　　　郵政劃撥　19590886
　　　　　　e-mail　fars-hc@farseeing.com.tw
　　　　　　電　話　02 23921167
　　　　　　傳　眞　02 23225455
　　　　　　華杏網址　www.farseeing.com.tw/2005/home/index.php
　　　　　　e-mail　fars@ms6.hinet.net
　　　　　　華成創辦人　郭麗群
　　　　　　發　行　人　蕭聿雯
　　　　　　總　經　理　熊　芸
　　　　　　法 律 顧 問　蕭雄淋・陳淑貞

　　　　　　企劃主編　袁宗瑜
　　　　　　執行編輯　李素卿
　　　　　　美術設計　謝昕慈
　　　　　　排版主編　林靜宜
　　　　　　排版編輯　李豔青
　　　　　　攝　　影　周禎和
　　　　　　印務主任　蔡佩欣

定　　　價／以封底定價爲準
出版印刷／2009年10月初版1刷

總 經 銷／知己圖書股份有限公司
　　　　　　台中市工業區30路1號　　　電話　04-23595819　　　傳眞　04-23597123

☺讀者回函卡

謝謝您購買此書，爲了加強對讀者的服務，請詳細填寫本回函卡，寄回給我們（免貼郵票）或上網
www.farseeing.com.tw/2005/farreaching/index.php填寫，您即可不定期收到本公司的出版訊息！

您所購買的書名/ _____　　購買書店名/ _____

您的姓名/ _____　　聯 絡 電 話/ _____

您的性別/□男　□女　　　您的生日/西元_____年_____月_____日

您的通訊地址/□□□□□_____

您的電子郵件信箱/ _____

您的職業/□學生　□軍公教　□金融　□服務　□資訊　□製造　□自由　□傳播
　　　　　□農漁牧　□家管　□退休　□其他

您的學歷/□國中（含以下）　□高中（職）　□大學（大專）　□研究所（含以上）

您從何處得知本書訊息/（可複選）

□書店　□網路　□報紙　□雜誌　□電視　□廣播　□他人推薦　□其他

您經常的購書習慣/（可複選）

□書店購買　□網路購書　□傳眞訂購　□郵政劃撥　□其他_____

您覺得本書價格/□合理　□偏高　□便宜

您對本書的評價（請填代號/ 1.非常滿意 2.滿意 3.尚可 4.不滿意 5.非常不滿意）

封面設計_____　版面編排_____　書名_____　內容_____　文筆_____

您對於讀完本書後感到/□收穫很大　□有點小收穫　□沒有收穫

您會推薦本書給別人嗎/□會　□不會　□不一定

您希望閱讀到什麼類型的書籍/_____

您對本書及我們的建議/

華杏出版機構

華成圖書出版股份有限公司　收

台北市100新生南路一段50-1號4F　TEL/02-23921167

（沿線剪下）

（對折黏貼後，即可直接郵寄）

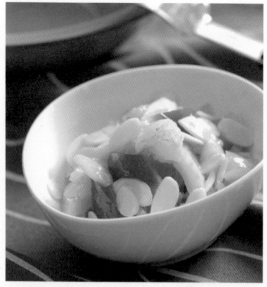

☺ 本公司爲求提升品質特別設計這份「讀者回函卡」，懇請惠予意見，幫助我們更上一層樓。感謝您的支持與愛護！

www.farseeing.com.tw/2005/farreaching/index.php　請將 A0221「讀者回函卡」寄回或傳眞(02)2394-9913